AF565254

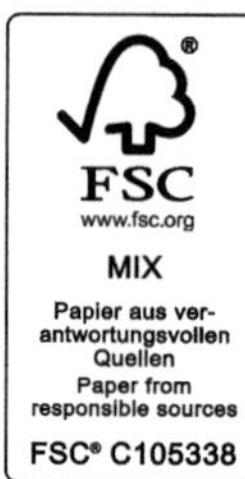

Bibliografische Information der Deutschen Nationalbibliothek:
Die Deutsche Nationalbibliothek verzeichnet diese Publikation in der Deutschen National- bibliografie; detaillierte bibliografische Daten sind im Internet über http://dnb.d-nb.de abrufbar.

Veröffentlicht im mompox Verlag, Leichlingen

www.wolfundbaer.de
Satz und Gestaltung: Axel Joerß
Lektorat: Philine Lissner
Covergestaltung und Composing: Winfried Skarke, www.profilbuero.de
Verwendete Bilder:
Wolf (iStock, canta38) Bär (iStock, Anolis01)
ISBN: 978-3-948070-25-0

Druck: Libri Plureos GmbH, Friedensallee 273, 22763 Hamburg

Verena Karl & Eduard Sadžakov

Von Wölfen und Bären

Hochsensibilität, Autismus, AD(H)S & Co

Für Len, Nick und Ivan!

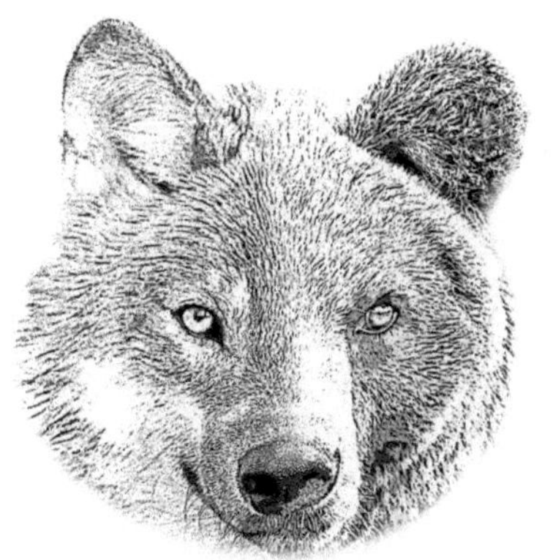

Die Wertschätzung aller Menschen ist uns eine Herzensangelegenheit und gleichermaßen eine grundlegende menschenwürdige Haltung. Diversität in jeglicher Ausprägung ist für uns Grundlage unseres Lebens.

Aus Gründen der besseren Lesbarkeit wird auf eine geschlechtsneutrale Differenzierung verzichtet. Entsprechende Begriffe gelten im Sinne der Gleichbehandlung grundsätzlich für alle Geschlechter. Die verkürzte Sprachform beinhaltet keine Wertung.

Inhalt

Warum dieses Buch?

Warum sollte es ein weiteres Buch zum Thema »verhaltensauffällige Kinder« geben? Warum ein weiteres zu den vielfältigen Diagnosen, die mittlerweile schon fast zum Alltag von Kindern und Familien gehören? Und wahrscheinlich noch wichtiger: Warum sollte es gelesen werden? Diese Fragen haben wir uns als Familientherapeuten auch gestellt. Zunächst ohne eine eindeutige Antwort gefunden zu haben. Letztendlich waren es die Familien, mit denen wir gearbeitet haben, die uns dringend darum gebeten haben, es zu tun.
Die Aussage lautete in etwa so:
»In der Zusammenarbeit haben wir so viel verstanden, so viel gelernt und es war so hilfreich. Verstanden haben wir, dass die offenkundigen Herausforderungen nicht aus Defiziten entspringen. Gelernt haben wir, wie wir anders mit diesen Herausforderungen umgehen können. Geholfen hat, verstanden zu werden, Ressourcen zu erkennen und wieder ein »gesünderes« und zufriedeneres Leben führen zu können. Dies ist uns in unserer Familie gelungen. Nun tragt das bitte in die Welt da draußen. Erzählt es anderen Familien, Erziehern, Schulen, Therapeuten ...! Damit wir dort nicht mehr so alleine und kräftezehrend um gesellschaftliche Anerkennung kämpfen müssen!«
Diesem Wunsch, diesem Aufruf, kommen wir nun nach. In der Hoffnung, dass unsere Ideen Menschen erreichen und ein neues Selbst- und Weltbild entstehen kann, welches endlich Frieden schaffen kann.

Frieden in uns selbst und mit anderen.

Einleitung

Lieber Leser: Wer bist du? Bist du einfach ein interessierter Mensch, der eine neue Sicht auf die menschliche Psyche werfen möchte? Oder bist du Lehrer, Jugendamtsmitarbeiter oder Therapeut und möchtest dich zu den gerade so aktuellen Themen Autismus, AD(H)S, Hochsensibilität und weiteren Phänomenen schlaumachen? Vielleicht hast du ein Kind in deinem Kreis, das dir Sorgen macht, mit ratlosen und müden Eltern? Dann bist du hier richtig.

Aber vermutlich bist du jemand anderes. Sehr wahrscheinlich bist du eine Mutter mit einem Kind, dessen Verhalten irritierend ist. Eine Mutter, die sich große Sorgen macht und vielleicht schon am Ende ihrer Kraft ist. Die schon viele Wege gegangen ist, und viele waren eine Sackgasse. Deren Leben bestimmt ist vom ständigen Kampf mit dessen Krisen. Deren Liebe und Lebensfreude begraben sind unter der Last der täglichen Verzweiflung. Die sich unverstanden fühlt, die leidet, deren Familie leidet, die ihr Kind leiden sieht. Die sich immer wieder fragt, was sie falsch macht, warum es gerade sie, gerade dieses Kind getroffen hat. Die zwischen den zahlreichen Diagnosen, Therapien und Medikationen die Orientierung und das Vertrauen verloren hat. Und die hofft, mit diesem Buch endlich, endlich einen tragfähigen Lösungsansatz zu finden. Dann bist du hier ganz besonders richtig. Schon jetzt sei gesagt, dass es keine allgemeingültige Patentlösung gibt. Kein Rezept. Keine neue Therapie nach Guru XY. Denn in diesem Buch wird es vor allem darum gehen, zu verstehen. Dein Kind, seine Lebensrealitäten, seine Empfindungen, dich selbst, andere Menschen. Und das ist die gute Nachricht: Du wirst verstehen, dass es keine Schuld gibt. Dass dein Kind weder krank ist noch behindert. Dass du als Elternteil nicht versagt hast – und was es dennoch mit dir oder mit euch als Eltern zu tun hat. Und dass es Wege gibt, wieder in die Verbindung und in die Freude zu kommen. Dein Kind ist ok so, wie es ist. Es verhält sich nur anders als erwartet. Und du bist der allerbeste Experte für dein Kind, du kannst es wie kein anderer durch dein Verständnis unterstützen und stärken.

Alle fragen: Was ist los mit unseren Kindern? Fragen wir doch mal so herum: Was ist eigentlich los mit unserer Gesellschaft? Kinder, die nach innen oder außen »ausrasten«, befreien sich aus einem Raster. Das Raster ist das dichte Gewebe unserer gesellschaftlichen Normen, Anforderungen und Erwartungen. Es ist nicht für alle Temperamente und Charaktere gleichermaßen gemacht – hat aber den Anspruch, das einzig wahre und richtige zu sein. Je größer ein Kind wird, desto intensiver kommt es mit normierten Strukturen in Berührung: Familienleben, Kindergarten, Grundschule, weiterführende Schule, Vereine ... Dazu kommt eine immer größere Flut an Informationen und äußeren Reizen, die eine Reaktion einfordern. Etwa die Hälfte aller Kinder entwickeln genug Strategien und haben Filter, um in diesem Setting klarzukommen. Viele andere passen sich schlichtweg an. Aber die Zahl der Kinder, denen das nicht gelingt, steigt stetig. Sie verweigern sich, sie reagieren aggressiv, destruktiv oder mit totalem Rückzug. Sie werden als defizitär betrachtet, als nicht funktionierend. Sie bekommen eine Diagnose, die aus einem breiten Spektrum vermeintlicher psychischer Anomalien herausgetestet wird: vom Autismusspektrum (ASS) über AD(H)S, Hochbegabung bis zu Depression und Zwangsstörungen. Sie erhalten Therapien, die sie zurechtrücken sollen, um die gewünschten Normen zu erfüllen. Das kann funktionieren, dient aber meist eher dem System als dem Menschen. In der Tiefe bewirken diese Therapien oft gar keine »Heilung«. Sie können die angeborene Wahrnehmung nicht verändern, lediglich, im besten Falle, das Verhalten, weil sie Symptome bekämpfen und Ursachen ignorieren. Dem Scheitern folgen oft neue Diagnosen, neue Behandlungsmethoden, neue Frustrationen. Meist ohne wesentliche Veränderung – sehr oft sogar in einer Abwärtsspirale für alle Beteiligten.

Die Ursache solcher fatalen Entwicklungen allerdings ist kein Defekt, sondern ein Anderssein. Aber anders als was? Was sehen wir als Norm, was sehen wir als Abweichung? Hier setzen wir an. Denn in unserer langjährigen Erfahrung als systemische Familientherapeuten hat sich eins ganz klar herauskristallisiert: dass unser Menschenbild der Realität in einem wesentlichen Punkt nicht gerecht wird. Es gibt nicht nur den einen Prototyp Mensch, der diese Gesellschaft am Laufen hält. Vielmehr gibt es zwei grundsätzlich unterschiedliche Typen – in vielen verschiedenen Ausprägungen –, die beide auf ihre Weise notwendig und bereichernd für die menschliche Gesellschaft sind. Wie Yin und Yang, Tag und Nacht, Mann und Frau.
Wir nennen diese beiden Grundkonstitutionen »Wölfe und Bären« – eine für uns zoologisch stimmige und sprachlich unbelastete Metapher. Das Rudeltier Wolf entspricht dabei dem vorherrschenden Konzept, in das jeder eingegliedert werden soll. Einer für alle, alle für einen. Doch es gibt sehr viele Menschen, die die typischen Rudeltier-Eigenschaften nicht in dieser Intensität besitzen. Nicht, weil sie sich verweigern. Sondern weil sie einfach anders wahrnehmen. Wir nennen sie Bären. Bären sichern sich von Natur aus ihr Überleben eher selbstständig, nicht über das Rudel. Daraus ergeben sich ganz andere Herausforderungen, Bedürfnisse und Persönlichkeitsmerkmale. Was wohl passiert, wenn ein Bär in einem Rudel Wölfe eingegliedert werden soll? Schwierig. Einen Wolf würde man ja auch nicht zum Winterschlaf zwingen können. Wenn wir nicht lernen, Bären von Wölfen zu unterscheiden und die jeweilige gesunde Lebensweise zu akzeptieren, sondern diese umerziehen wollen, entstehen Symptome, tun sich unlösbare Konflikte auf. Der Startschuss zur Eskalation. Aber wir möchten ja Veränderung, eine friedliche Koexistenz.

In diesem Buch möchten wir dir alles, was wir über viele Jahre mit unzähligen Familien erlebt und beobachtet haben, über Wölfe und Bären erzählen. Wir möchten auch mit dir unser Wissen teilen, das so viele Familien als hilfreich empfunden haben. Wir gehen zusammen auf die Reise und sehen uns an: Wer sind diese Wölfe, wer sind diese Bären? Wie nehmen sie ihre Umwelt, andere Menschen wahr? Wie verarbeiten sie Informationen? Welche sozialen und emotionalen Bedürfnisse haben sie? Wir möchten dir eine neue, wertfreie Perspektive geben, mit deren Hilfe du in ein tieferes Verständnis für Menschen allgemein, deine Familie und dein Kind im Besonderen kommst. Das, was nach Defekt aussieht, ist eine enorme Ressource. Hinter herausforderndem Verhalten wie Renitenz, Rückzug, Lebensmüdigkeit und vielen weiteren, scheinbar unerklärlichen destruktiven, (auto-) aggressiven Verhaltensweisen steckt eine ganz besonders sensible Wahrnehmung. Welche Konsequenzen diese sensible Wahrnehmung in unserer Lebenswelt hat, und wie wir damit umgehen können, müssen wir lernen.
Wenn wir lernen, Bären und Wölfe zu erkennen und in ein tieferes Verständnis füreinander zu bringen, ist das die beste Grundlage, um selbst Lösungen für Konflikte zu entwickeln. Nicht mit der Perspektive einer »Heilung«, sondern mit dem Ziel, die menschliche Natur zu verstehen und mit ihr Frieden zu schließen.

Damit wir wieder zusammen lachen können.
Jetzt.
Und damit wir optimistisch in die Zukunft sehen können.
Gemeinsam.

Der Konflikt

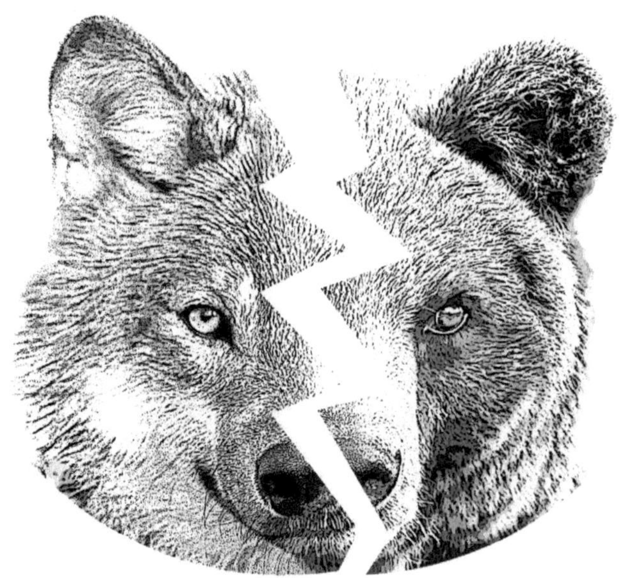

Bin ich schuld?

Epidemie? Hochsensibilität, Autismus, AD(H)S und Co

Ich bin schuld!

Diese Aussage verbindet im Grunde alle Familien, die wir in den letzten Jahren begleiten durften. Bei vielen Müttern wird dieser Satz noch getoppt von einem anderen Satz, der wie Gift in das Bewusstsein sickert und dort gärt:

Ich bin keine gute Mutter!

Die toxische Steigerung lautet:

Ich bin eine schlechte Mutter!

Ich bin schuld! Nicht nur Mütter haben diesen Satz verinnerlicht, auch Väter nehmen ihn nicht selten an. Diese Aussage ist auch immer intensiver in den Köpfen und Herzen von Jugendlichen und selbst Kindern nahezu eingebrannt. Sie schafft dort Leiden. Nicht nur, dass dieser Satz zur Persönlichkeit zu gehören scheint, mit ihm geht Hilflosigkeit und Unveränderbarkeit einher.

Aber wofür fühlen sich Menschen schuldig?

Sie fühlen sich schuldig daran, dass in ihrem Leben etwas schiefläuft. Sie fühlen Schuld und schämen sich dafür, dass sie nicht richtig »ticken«. Dass sie nicht in der Lage scheinen, ein normales, gesundes, glückliches Leben führen zu können. Und das, wo es doch scheinbar fast alle anderen schaffen. Diese Menschen sind erdrückt von einer zentralen Angst:

»Ich bin ein Versager. Was stimmt also nicht mit mir, mit meinem Kind? Warum funktioniert es nicht so, wie es die unzähligen Psycho- und Erziehungsratgeber erklären? Bin ich oder mein Kind vielleicht sogar krank, behindert? Habe ich das sogar selbst verursacht? Wie ist es denn bei mir? Einige meiner Fehler sind mir oft selbst klar und meist brauche ich nicht lange fragen: Meine Umwelt zeigt mir noch viele weitere auf. Angefangen mit meinem Partner, meiner Familie, Freunden und Bekannten, dem Kindergarten, der Schule oder den Medien. Alle wissen offenbar,

wie es gut laufen könnte. Nur ich bekomme das nicht hin. Wirklich verstehen kann mich keiner. Auch mein Kind verstehe ich oft nicht und ich merke, dass auch mein Kind sich nicht verstanden fühlt und daran genauso verzweifelt wie ich.«
So oder so ähnlich sieht es in den Leben und den Köpfen der Menschen aus. Nicht selten kommen dann Unterstützersysteme und Helfer zum Einsatz. Dies können Beratungsstellen, Ärzte, Therapeuten oder Jugendämter sein. Alle treten mit guten Absichten an. Sie wollen der Familie, den Menschen, ohne Zweifel helfen. Immer häufiger mit leider nur geringem Erfolg und vielen neuen Zweifeln, Herausforderungen und Verletzungen.

Das sind die Situationen und Problemfelder, in denen wir ins Spiel kommen. Wir, das sind zwei systemische Familientherapeuten. Unter dem Namen »Zaunkönig – Netzwerk für systemische Jugend- und Familienhilfe« bieten wir aufsuchende Familientherapie für die kommunalen Jugendämter an. Wir unterstützen Familien, die sich in Krisen befinden, im eigenen Haushalt. Gemeinsam schauen wir mit ihnen, wie sie aus der Spirale der Verzweiflung und des gefühlten Scheiterns aussteigen können. Dauerhaft aussteigen. Eine Familie kämpft mit Herausforderungen. Unabhängig davon, ob innerfamiliär oder im Umfeld (Kindergarten, Schule ...), oder oft auch in beiden Bereichen. Die Familie hat die Entscheidung getroffen, sich externe Unterstützung zu suchen. Alternativ hat das Umfeld signalisiert, dass es an der Zeit wäre, Hilfe anzunehmen. Anlaufstellen waren bis zu diesem Zeitpunkt Beratungsstellen, Ärzte, Therapeuten, SPZs (Sozialpädiatrisches Zentrum). Sie waren die ersten Bezugspunkte, um nach Ursachen und Abhilfe für die Schwierigkeiten im Umgang mit den Kindern zu suchen. Manchmal ist das Jugendamt dann der letzte Strohhalm. Bei vielen sind jedoch die Vorbehalte groß. Zu düster sind die Verknüpfungen zum Jugendamt. Immer wieder hört und liest man: Die nehmen einem die Kinder weg! Das Kind aus dem Haus? Damit würde sich das Problem

erstmal verabschieden. Das erscheint in der Eskalation eines Konfliktes vielleicht sogar kurzfristig verlockend. Aber welche Eltern wollen das schon, ihr Kind abgeben? No way! Die Probleme sollen sich verabschieden, aber doch nicht das Kind!
Was aber bleibt, ist diese eine nagende Frage: Bin ich schuld? Trage ich die Schuld an der verfahrenen Situation in meiner Familie? Liegt es an mir, dass es mit meinem Kind so schwierig ist? Wenn ja, verliere ich mein Kind dann vielleicht wirklich?

Selbst wenn diese Vorbehalte gegenüber dem Jugendamt nicht bestehen, gibt es oft eine hohe Hemmschwelle, dort um Hilfe zu bitten. Unter den angebotenen Hilfeformen ist die Aufsuchende Systemische Familientherapie regelmäßig eine der zuletzt gewählten Möglichkeiten. Dabei ist Familientherapie tatsächlich eine reguläre Leistung der Jugendhilfe. Keineswegs, wie aufgrund des Begriffes »Therapie« scheinbar naheliegend, eine Leistung des Gesundheitssystems. Die Idee der Familientherapie ist – ganz grob skizziert – zu schauen, was auf Beziehungsebene in Schieflage geraten ist. Dann besteht die Möglichkeit, mittels klärender Gespräche wieder ein Gleichgewicht herzustellen. Die Arbeit findet hier in erster Linie nicht mit dem »Symptomträger« (dem Kind oder Jugendlichen) statt. Vielmehr rücken die Eltern in den Mittelpunkt. Dies gilt auch für Alleinerziehende und Patchworksysteme.

Es gibt eine Besonderheit, die wir in unserem individuellen Arbeitskonzept verankert haben. Unser Team besteht immer aus zwei Therapeuten. Einer Frau und einem Mann. Wir können damit Identifikation und gleichermaßen Unterschiedlichkeit auch geschlechtsspezifisch repräsentieren. So spiegeln wir Familien und Gesellschaft. Wir haben das Grundverständnis, mit der Familie auf Augenhöhe zu sein. Augenhöhe bedeutet Respekt und Achtung. Unserer Ansicht nach sollten also Fachexperten (wir) mit Familienexperten (Eltern) kooperieren. Ja, wir Therapeuten verstehen unser Handwerk. Wir haben studiert, wir bilden uns permanent weiter. Natürlich bringen auch wir eigene Lebenserfahrungen mit. Aber die Experten für die konkrete Familie sitzen uns doch immer gegenüber. Niemand kennt die Familie besser als die Familie selbst. Daher bringen wir zwar einerseits einen Wissens- und Erfahrungsschatz mit, haben aber andererseits ebenso viele Fragen im Gepäck.

Unser Ziel ist, zu verstehen. Das ist die Grundvoraussetzung, um Hilfe leisten zu können. Wie sollte es auch anders funktionieren? Unsere jahrelange Erfahrung hat gezeigt, dass dies der elementare Schritt für eine gewünschte Veränderung, eine Verbesserung der Lebenssituation ist.

Was aber bedeutet jetzt genau »verstehen«?

Allem voraus geht, dass sich die Familie verstanden fühlt. Es geht also im ersten Schritt um das Gefühl und die Zuversicht, gesehen und gewürdigt zu werden. In den guten Absichten, in den Bemühungen und Lösungsversuchen, in den Erfolgen und den Misserfolgen. In dem ganz persönlichen Leid, welches jedes Mitglied der Familie erfährt und durchlebt. Dieses Verständnis ist über die Zeit häufig verloren gegangen. Daneben und in direkter Folge gilt es zu verstehen, was eigentlich los ist. Wer tickt denn hier wie? Was hat die Familie erlebt? Welche Ziele werden verfolgt und welche Wünsche gibt es? Und ganz wichtig: Welche Ressourcen bringt jeder mit und welche stehen im sozialen Umfeld zur Verfügung? Denn vollkommen unabhängig davon, wie vielfältig, wie lang und wie heftig die Krise ist, es gibt immer Ressourcen. Immer. Ausnahmslos. Diese sind leider oft verschüttet.

Als externe Begleiter fragen wir, hören zu, bieten Perspektivwechsel, reflektieren gemeinsam. Wir nutzen unser Wissen und unsere Erfahrungen, um zu verstehen. Dieser Prozess führt Familien zu neuen Sichtweisen, Erkenntnissen und nicht zuletzt zu einem tieferen Verständnis. Verständnis für die anderen, sich selbst, die Familie und das Lebensumfeld. Schlussendlich entwickeln die Familien daraus dann ihre eigenen, individuellen und passgenauen Handlungspläne und Lösungsstrategien für ihre Herausforderungen. Der gesamte Prozess ist in der Regel eher ein Marathon als ein Sprint. Aber es gibt immer wieder kleine und große Etappenziele, die unbedingt wahrgenommen und gewürdigt werden müssen, um weiterhin Kraft für den fortlaufenden Prozess zu haben. So weit so gut.

Was aber sind jetzt die Themen, die Familien so beschäftigen?

Wenn wir eine Zusammenarbeit mit einer Familie beginnen, gibt es eine Beschreibung von Schwierigkeiten innerhalb oder außerhalb der Familie.

Nicht selten bestehen Konflikte auf Elternebene. Es herrscht keine Einigkeit darüber, wie das Kind »richtig« erzogen werden soll. Vor allem geht es darum, wer was falsch gemacht hat und damit die Ursache für die bestehenden Probleme ist. Die Unterschiedlichkeit der Eltern wird immer deutlicher, scheinbar unüberwindlich. Paarthemen schleichen sich ein. Häufige Folge, wenn Eltern sich über längere Zeit nicht einig werden: Trennung und Scheidung. Patchwork. Weitere Schicksalsschläge. Der Kreis dreht sich weiter. Die Spirale führt abwärts. All dies kann herausfordernd und konfliktreich sein. Die Umstände wirken sich negativ auf das Kind aus.

Neben den Erwachsenenthemen gibt es spezielle Herausforderungen mit dem Kind.

Das Kind ist renitent, aufmüpfig, hält sich nicht an Regeln, hat Schwierigkeiten in der Schule (notentechnisch und/oder mit Mitschülern), es will oder kann die Schule nicht mehr regelmäßig besuchen. Es haben sich beunruhigende Verhaltensweisen eingestellt. Übermäßiger bis exzessiver Medienkonsum, fragwürdige Sozialkontakte (aus Elternsicht) oder kompletter Rückzug. Es gibt depressive Verstimmungen, Essstörungen, Selbstverletzendes Verhalten, Lebensmüdigkeit, Suizidalität. Manchmal kommen (psycho-)somatische Krankheiten hinzu.

Wie es dazu kommen konnte? Es gibt zum einen vielfältige Erklärungsansätze von nahezu jedem Beteiligten (und oft auch von im Grunde Unbeteiligten) und gleichzeitig herrscht zum anderen Ratlosigkeit und vor allem Uneinigkeit.

Spätestens zu diesem Zeitpunkt kommen oft medizinische Diagnosen ins Spiel. AD(H)S, Angst-und Zwangsstörung, Autismusspektrumsstörung (ASS: Asperger Syndrom, hochfunktional, atypisch, frühkindlich ...), Bindungsstörung, Enuresis/Enkopresis (Einnässen/Einkoten), emotionale Störung des Kindesalters und so weiter und so weiter. Diese sollen erklären, warum es so ist, wie es ist. Im besten Fall gibt es entsprechende Hilfsangebote, Therapien, Medikamente. Im schlechtesten Fall ist es einfach unveränderbar. Man müsse »einfach« akzeptieren und lernen, damit zu leben. Problem gelöst.

Doch wie soll das gehen? Wie lebe ich damit?

Übrig bleiben die Schwierigkeiten, die Hilflosigkeit, das Leid, die Verzweiflung. Es bleibt die Frage nach dem Warum. Die Antwort auf das Warum würde Betroffenen helfen, zu akzeptieren. Helfen, doch noch was zu verändern oder zu verbessern. Genau so erging es auch uns auf der Helferebene. Wir haben intensiv mit Familien gearbeitet. Sie haben uns ihr gesamtes Leben eröffnet. Nicht selten einen regelrechten Seelenstriptease hingelegt. Die Rückmeldung war stets: Die Menschen haben sich von uns ernst genommen gefühlt. Endlich wurden sie gesehen. Verstanden. In und mit ihren Leiden und Verstrickungen. Daraus entstanden Vertrauen und ein neues Selbstverständnis für das familiäre Leben. Aber immer wieder kamen wir an den Punkt, dass wir vor einer imaginären Wand standen. Es waren gute und hilfreiche Prozesse. So beschrieben es die Familien. Dennoch, irgendein

Puzzleteil oder gar mehrere fehlten. Wenn sich dieses fehlende Teil offenbaren würde, ergäbe sich endlich ein richtig stimmiges Bild. Wir hatten das Gefühl, es gibt noch mehr als die Beziehungsthemen. Mehr als die Themen, die auf dem Tisch lagen. Irgendetwas anderes war permanent anwesend. Die offensichtlichen Themen waren eben »nur« biografische Erlebnisse. Erzieherische blinde Flecken, Diagnosen, die oftmals nur bedingt stimmig und hilfreich waren. Das führte uns zu einer immer wiederkehrenden elementaren Frage:

Was hat es eigentlich auf sich mit diesen medizinischen Diagnosen?

Diagnosen, die ein Defizit beschreiben. Ein defizitäres Verhalten, eine psycho-soziale Störung. Eine Erkrankung, eine seelische oder gar geistige Behinderung.

Immer mehr Kinder bekommen eine, oft sogar mehrere Diagnosen. Manchmal hatten wir den irrationalen Eindruck, dass schon die Familien, mit denen wir arbeiteten, ganz allein die offiziellen deutschlandweiten Prozentzahlen an psychosozialen Störungen bei Kindern erfüllen. Es entwickelte sich sogar noch dramatischer: Immer wieder rieten auch wir zur Diagnostik, entgegen unserer systemischen Grundhaltung. Diese lautet: Probleme entstehen aufgrund von Kommunikations- und Beziehungsschwierigkeiten. Symptome sind die Anzeiger eines Veränderungswunsches und somit bereits Teil der Lösung.
Aber was, wenn die Grundlage einer Diagnose selbst einen Teil der Schwierigkeiten verursacht? Somit rieten wir den Eltern eine Diagnostik machen zu lassen, um den Schwierigkeiten auf den Grund zu gehen. Wir taten dies aus einem bestimmten Grund, einem speziellen Verdacht: Autismusspektrumsstörung.
Im Laufe der Zeit hatten wir uns in das Störungsbild und die entsprechende medizinische Diagnose reingefuchst. Wir kooperierten eng mit einer Kollegin, die ausschließlich mit Familien

arbeitete, in welchen es bereits eine bestehende Autismusdiagnose gab. Dadurch erweiterte sich auch unser Blick und unsere Erfahrung auf diesem Gebiet. Wir verstanden. Es gibt offensichtlich eine andere Wahrnehmung bei Menschen aus dem Autismusspektrum. Anders als bei den sogenannten neurotypischen Menschen. Diese Unterschiedlichkeit führt scheinbar zu Missverständnissen, Unverständnis, Konflikten und Problemen, wie wir sie in »unseren« Familien vorfanden. Wenn wir Eltern über die Wesensart einer Autismusspektrumsstörung aufklärten, hörten wir regelmäßig, dass sie selbst, oder andere Menschen diesen Verdacht schon früher einmal geäußert hatten. Gelegentlich wurde es von den Eltern verworfen, wenn eine Erzieherin im Kindergarten dies äußerte, oder eine Lehrerin darüber sprach. Viel häufiger aber wurde es von Medizinern, Therapeuten, Fachkräften vom Tisch gefegt, wenn die Eltern selbst auf diese Idee gekommen waren. »Das könne nicht sein. Dieses Kind doch nicht. Sie sind nur die Eltern. Das müssen Sie schon dem Fachpersonal überlassen.«

In unseren therapeutischen Gesprächen gab es ebenfalls zwei vorherrschende Reaktionen.

Erstens:
Das kann nicht sein! Das, was ich über Autismus weiß, passt doch nicht zu meinem Kind. Mein Kind kann sprechen, hat Kontakte, lässt sich anfassen, kann in die Augen gucken, hat keine Inselbegabung. Außerdem will ich solch einen Stempel für mein Kind auf gar keinen Fall haben. Es wird ja seines Lebens nicht mehr froh mit so einer Diagnose.

Zweitens:
Es ist das erste Mal, dass ich das Gefühl habe, etwas passt zu meinem Kind. Nicht alle Aspekte stimmen, aber ganz viel passt besser, als alles, was wir jemals zuvor an die Hand bekommen haben.

Was darauf folgte, war für uns nahezu unglaublich: Jede Familie, die sich zu einer Diagnostik entschied, bekam am Ende als Ergebnis: Autismusspektrumsstörung! Auch die Skeptiker, die sich zuerst nicht vorstellen konnten, dass ihr Kind ins Autismusspektrum fallen könne. Oft gab es noch begleitende Diagnosen aus der Palette: Sogenannte komorbide Krankheiten wie Angst- und Zwangsstörung, Depression, AD(H)S, LRS, Dyskalkulie etc.

Wir irrten uns mit unserem Verdacht jedoch kein einziges Mal. In über 13 Jahren nicht. Was stimmte denn jetzt nicht mit uns? Waren wir betriebsblind? Nahmen wir nur noch selektiv wahr? Aber am Ende bestätigte sich doch alles. Also musste auch was dran sein.
Und viel wichtiger für uns: Die Familien bestätigten, dass es für sie stimmig sei. Aber stimmig nicht immer zwingend mit den Lehrbüchern und Erziehungsratgebern, sondern vielmehr mit dem, was wir dazu an Erkenntnissen liefern konnten. Diese Erkenntnisse entstammten nicht nur aus Fachliteratur und Lehrmeinungen, sondern vor allem aus unserer immer größer werdenden Erfahrung mit Menschen. Jetzt wurde unser Dilemma immer größer. Unsere Erfahrungen bissen sich immer häufiger mit Lehrmeinungen. Autisten können nicht in die Augen schauen. Autisten sind unempathisch. Autisten haben eine penible Ordnung. Autisten lügen nicht ...
All das waren Dinge, die sich fest eingebrannt hatten in das vermeintliche Wissen zu Autismus. Auch heute noch. Diese Liste lässt sich ewig weiterführen. »Unsere« Autisten konnten aber in die Augen schauen. Sie zeigten sich auch empathisch. Sie

verbreiteten Chaos und Unordnung. Außerdem konnten sie mitunter lügen, wenn sie sich damit einen Vorteil verschaffen wollten. Widersprüche ohne Ende. Unser ganzheitliches Bild von den Betroffenen sah also eher aus wie eine Gleichung. Übereinstimmung mit dem Diagnosebild auf der einen Seite, erweitert mit den Abweichungen des Diagnosebildes und den individuellen Persönlichkeitsmerkmalen auf der anderen Seite. In der Summe: Ein ganzer Mensch.

Trotz all dieser vermeintlichen Widersprüche war es dennoch hilfreich für die Familien, mit der Diagnose grundsätzlich konform zu gehen. Einerseits entstand innerfamiliär ein tieferes Verständnis. Daraus entwickelten sich positive Veränderungen und ein harmonischeres Miteinander. Andererseits war es hilfreich im Außen. Kindergarten, Schule, soziales Umfeld waren so erstmalig bereit, einen anderen Blick auf das Kind und die Probleme zu werfen. Rahmenbedingungen konnten angepasst werden. Entlastung entstand.
Also waren wir angespornt, uns weiter schlau zu machen. Ein Fakt hat uns nicht ruhig schlafen lassen: Wie kann es denn sein, dass so viele Kinder gestört sind (oder: gestört werden)? Ist das eine Epidemie? Was ist da eigentlich los?

Wir leben in Schubladen

Es gibt mittlerweile so unglaublich viele Kinder mit medizinischen Diagnosen. Oft dienen die Diagnosen schlicht dazu, uns eine vermeintliche Erklärung für abweichendes Verhalten zu bieten. Daraus wollen wir dann ein entsprechendes Hilfsangebot entwickeln. Okay! Sehr okay sogar. Die gute Absicht dahinter ist schließlich, zu helfen.

Aber ginge das nicht vielleicht auch ohne ein festgeschriebenes Defizit? Diese elementare Frage hat sich zumindest als therapeutische Kernaufgabe für uns aufgedrängt. Aufklärung, Verständnis, Unterstützung zu bieten, ohne vorher das Selbstwertgefühl weiter anzukratzen durch einen Stempel. Den Stempel bringt die Diagnose mit sich. Er brandmarkt Betroffene, weil scheinbar etwas grundsätzlich defekt ist. Du funktionierst nicht richtig. Du funktionierst zumindest nicht »normal«. Du weichst ab von der Norm. Aber wir helfen dir, so gut es eben mit deinem Defizit geht. Vielleicht ist es sogar möglich, so »normal« wie möglich zu sein. Normal zu leben.

Das ist nicht in Ordnung. Es ist für uns nicht in Ordnung. Da stimmt etwas nicht. Das hat sich für uns immer weniger gut angefühlt und entsprechend in der Folge auch nicht für die Familien. Für Jugendliche war und ist die Akzeptanz einer Diagnose noch herausfordernder, da sie aufgrund ihrer Entwicklung bereits in einer »metamorphischen Krise« stecken und somit über kein gefestigtes Ego verfügen. Also, wozu dienen dann Diagnosen wirklich?

Wir Menschen versuchen alles in abgrenzenden Kategorien zu sortieren. Dies dient uns zur Orientierung. Das gibt Sicherheit und vereinfacht das Leben.

- Im Geschäft wird nach Warengruppen sortiert (Lebensmittel – Non-Food, frische Lebensmittel – haltbare Lebensmittel, Elektronik, Spielwaren, Kleidung [Kinder, Damen, Herren, Oberbekleidung, Wäsche, Accessoires, Schuhe] ...)
- Fahrzeuge werden nach Art (LKW – PKW – Zweirad-Wasserfahrzeug – Flugobjekte ...) Gewichtsklasse, Verbrauchsart ... und vielen weiteren Details eingestuft
- Lebewesen werden nach Gattung kategorisiert, im Zoo zum Beispiel auch nach Lebensraum oder Kontinent
- Pflanzen werden ebenfalls beschrieben nach Sorten und Bedürfnissen (Zimmerpflanze oder für den Garten oder beides; sonnig – Halbschatten – Schatten; welche Bodenzusammensetzung ist wichtig ...)

Sicher lassen sich noch unzählige Kategorien finden, die alles strukturieren und somit vereinfachen sollen. All dies dient in der Kommunikation einer schnellen Verknüpfung. Womit habe ich es zu tun, was muss ich mir vorstellen, wenn jemand von einem »Auto« spricht? Direkt habe ich ein Bild im Kopf und schließe viele Faktoren aus. Flügel sind an einem Auto nicht zu finden und auch auf dem Wasser fährt es nicht. Doch um genauer zu wissen, was mein Gegenüber meint, gibt es weitere Spezifikationen: Kleinwagen, SUV, Diesel oder Elektrofahrzeug. Farbe, Motorisierung usw. Je unpräziser die Begrifflichkeit, desto größer das Spektrum an Möglichkeiten, wie oder was etwas ist.

Es geht weiter. Was ist mit den Ausnahmen? Es hat immer wieder auch Ingenieure gegeben, die Autos entwickelt haben, die auch über Wasser gefahren sind. Was machen wir dann? Ist es jetzt kein Auto mehr? Ist es ein Schiff? Nein, auch nicht. Schiffe können sich schließlich nicht an Land fortbewegen. Hier bedarf es dann genauerer Erklärungen oder neuer Begrifflichkeiten.

Wie ist das bei uns Menschen?

Wir sind alle Lebewesen. Es gibt Männer und Frauen. Das ist ja einfach ... oder?

Schon hier bedurfte es erst in jüngerer Vergangenheit neuer Begrifflichkeiten. Eine neue Kategorisierung wurde notwendig: Männlich, weiblich, divers. Jetzt wird es schon schwieriger. Was stelle ich mir da jetzt vor? Wie sieht derjenige aus, der sich als divers beschreibt? Wie verhalte ich mich ihm, oder doch ihr, oder wer oder wem gegenüber? Da geraten wir ins Schleudern. Wir müssen also nachfragen, in direkte Kommunikation treten, um Klarheit zu erlangen. Oder wir machen uns ohne Rückversicherung ein eigenes Bild. Die Einflugschneise für Abgrenzung oder gar Ausgrenzung bis hin zur Diskriminierung. Wonach alle streben, ist eine Erklärung und genaue Definition. Gerne verknüpft mit direkten Verhaltensregeln, um Orientierung und Sicherheit zu erhalten. Aber ist dies so leicht? Sind alle Menschen, die sich als divers beschreiben, gleich?

Dies ist keine wissenschaftliche Abhandlung zu diesem Thema. Es dient jedoch der beispielhaften Veranschaulichung. Neben der Kategorisierung des Geschlechts ziehen wir Menschen noch weitere Orientierungspunkte hinzu. Sexuelle Ausrichtung, Herkunft und Hautfarbe, religiöse Ausrichtung, soziale Stellung, Alter, Größe, Gewicht, Vorlieben, Schwächen, Besonderheiten. Und so weiter und so weiter.

Wir laden hier zu einem kurzen Gedankenspiel ein. Es soll der Veranschaulichung dienen. Versuchen wir es mal »einfach«, nehmen wir Mann und Frau. Nutzen wir diese beiden Begrifflichkeiten und ein paar ganz stereotyp zugeschriebene Merkmale.

Ein Mann ist ein Mann, wenn er:

- mindestens 1,70m groß ist
- eine Kurzhaarfrisur hat
- Frauen begehrenswert findet
- Fußball liebt

- gerne grillt und Bier trinkt
- handwerkliches Geschick hat,
- oder mathematisch begabt ist
- sich auch ab und an mal gerne prügelt
- keine Haushaltstätigkeiten übernimmt
- gerne auf die Jagd geht
- nur im Notfall einkaufen geht
- eine Konversation nur äußerst ungern führt bzw. einsilbig ist; es sei denn, es geht um seinen Beruf, sein Hobby, seine Leidenschaft

Eine Frau ist eine Frau, wenn sie:
- höchstens 1,85m ist
- nicht mehr als 80kg wiegt
- lange Haare hat
- Fußball blöd findet
- Schuhe und Shopping liebt
- den Haushalt führt
- gerne Kinder bekommen möchte
- den Beruf höchstens an zweiter Stelle aufführt
- ständig ausschweifende Gespräche über Gott und die Welt führt

Diese Listen ließen sich beliebig weiterführen, beziehungsweise je nachdem, wer die Liste führt, würden sich Veränderungen ergeben. Fakt ist, wir alle haben Stereotype im Kopf, derer wir uns bedienen, um unser Leben zu vereinfachen. Was machen wir aber mit Abweichungen? Egal wie tolerant wir sind, es gibt immer eine Abweichung von dem eigenen Bild, mit der wir vielleicht nicht gerechnet haben. Interessant wird es, wenn wir betrachten, wie wir damit umgehen. Ist eine Frau nicht mehr eine Frau, wenn sie Fußball liebt? Ist ein Mann per Definition kein Mann, wenn er 1,69m groß ist? Oder wenn er gerne shoppt?
Wenn wir von einem Menschen sprechen, ohne zu verraten, ob

es ein Mann oder eine Frau ist, benutzt unser Gegenüber seine innerlichen Zuschreibungen. Zum Beispiel: Ich kenne eine Person. Diese Person ist 1,80m, hat kurze Haare, eine sportliche Figur und lebt in einer Beziehung mit einer Frau. Die Person arbeitet in einem Fitnessstudio, fährt gerne Motorrad, hat einen Schuhtick und trinkt gerne alkoholfreies Weizenbier. Ist diese Person ein Mann, oder eine Frau? Vermutlich ist jetzt eine Idee im Kopf entstanden. Braucht es noch weitere Informationen? Mit dieser Beschreibung ist beides möglich. Es gibt kein Element, welches ein Geschlecht ausschließt. Bewusst wurden eindeutige körperliche Merkmale ausgelassen. So einfach ist es also nicht, Menschen und ihre Persönlichkeitsmerkmale nur zu betrachten und eine trennscharfe Zuschreibung zu ermöglichen.
Darum soll es in diesem Buch gehen: Herauszufinden, wer ich bin. Oder die anderen. Das alles, ohne dass dies eindeutig an körperlichen Merkmalen auszumachen wäre. Wie ticke ich oder mein Gegenüber? Was mache ich, wenn ich eine Idee dazu entwickelt habe und dann eine völlig andere Reaktion erfolgt, als ich sie nach meinem inneren Bild erwartet habe? Bis hin zu Genforschung wird alles sortiert. Mit der Idee, dem Wunsch, durch genaueste Betrachtung schnell Dinge erklären und aufklären zu können und im medizinischen Aspekt helfen und heilen zu können.

Deutlich wurde mit all unserer heutigen Wissenschaft folgendes: Jeder Mensch ist ein Individuum – und einzigartig! Nicht mal eineiige Zwillinge sind identisch, trotz gleicher DNS. Was passiert also nach unserer Kategorisierung mit der Individualität? Was geschieht mit der Unterschiedlichkeit beziehungsweise mit Abweichungen?
Hier soll die Schwierigkeit der medizinischen Diagnostik, im Bereich, der im ICD 11 beschriebenen psychischen Auffälligkeiten und »Störungen« beleuchtet werden. Nicht unter dem Gesichtspunkt, wer Recht und wer Unrecht hat. Bedeutender ist für uns

die Betrachtung unter dem Aspekt, was es mit Menschen macht, eine Diagnose zu erhalten. Eine Diagnose ist quasi eine Zuschreibung, die festhält, wer wir sein sollen. Mit im Grunde ausschließlichem Augenmerk auf unsere Schwächen. Also unser Unvermögen, etwas zu können. Das Spotlight liegt darauf, abweichend zu sein.

Wieso sind wir gestört, behindert, krank – nicht NORMAL?
In unserer Tätigkeit der aufsuchenden systemischen Familientherapie haben wir nahezu in jeder Familie Menschen mit Diagnosen erlebt, die ihre Besonderheiten beschrieben haben. Diese Symptome reichten von »sich nicht konzentrieren können«, über »unsoziales Verhalten«, bis hin zu »Suizidalität«. Gab es noch keine Diagnose, so war oftmals der Wunsch danach groß. Weil die Menschen erleichtert sein wollten. Die Erleichterung, zu wissen, worum es sich handelt. So könnte man eine Veränderung und/ oder eine Besserung herbeiführen. Gleichzeitig war die Angst vor einer festgeschriebenen Diagnose ebenfalls enorm. Was bedeutet dies für mein Kind, für meine Familie? Was ist mit unserer Zukunft?

Wenn wir zur Unterstützung von Familien vom Jugendamt eingesetzt werden, stecken diese meist in tiefen Krisen. Die Lebenssituation hat sich derart verschärft, dass eine Unterstützung von außen unabdingbar scheint. Hierbei handelt es sich zum Beispiel um massive innerfamiliäre Konflikte. Es kann aber auch das Verhalten eines Kindes im Kindergarten oder der Schule extrem problembehaftet sein. Es werden möglicherweise Entwicklungsdefizite erkannt, oder zumindest vermutet. Kinder wirken emotional instabil. Kinder fallen durch mangelnde Impulskontrolle oder stetige Regelbrüche auf. Die innerfamiliäre Situation und die außerfamiliäre Situation bedingen oder beeinflussen sich stark. All das kann zu einer Krise führen, in welcher das Jugendamt der Familie Hilfsangebote zur Verfügung stellt.

Der elementare Wunsch von Familien ist, unabhängig der inhaltlichen Themen und Schwierigkeiten wie auch der Intensität und Dauer der Krise: Wir wollen uns als Familie gut verstehen und miteinander leben. Wir wollen, dass es allen gut geht. Dieser Wunsch steht bei Eltern und Kindern gleichermaßen an erster Stelle. Selbst bei Familien, deren Krisen mitunter bis zu der Frage führten, ob sie noch zusammenleben können, oder ob Kinder in eine stationäre Wohnform (Pflegefamilie, Wohngruppe ...) wechseln sollen. Obwohl einige Familien in solchen Situationen diese bedeutungsschwere Lösungsstrategie fordern, ist es unserer Überzeugung nach nicht der eigentliche, nicht der ursprüngliche Wunsch.
Es wird zunächst geschaut, wie es zur scheinbar ausweglosen familiären Situation kommen konnte. Oft hat die Familie in den vergangenen Monaten und Jahren schon diverse Hilfemaßnahmen in Anspruch genommen. Manche wurden als hilfreich und bereichernd empfunden, viele jedoch als nur bedingt tauglich oder gar unnütz. Es ist davon auszugehen, dass all diese Hilfsangebote angetreten sind mit der Absicht, der Familie zu helfen und Fachleute gezielt ihr Wissen nutzten, um bestmöglich zu unterstützen und zu helfen. Von »unseren« Familien hörten wir oft, dass sie in der Vergangenheit zwar grundsätzliches Verständnis für ihre Lage bekommen hätten, aber nie wirklich verstanden wurden. Es lässt sich aus unserer Erfahrung berichten, dass viele Eltern sich als gescheitert erleben, da das Familienleben im Argen ist. Die Kinder zeigen fortlaufend auffälliges Verhalten. Wer sollte dafür verantwortlich sein, wenn nicht die Eltern selbst? Häufig stehen vor allem die Mütter vor dieser katastrophalen Einschätzung. Sind sie es doch schließlich, die weiterhin meist die zeitlich größte Erziehungsleistung erbringen. Dieses Erklärungsmuster wird durch gescheiterte Hilfsangebote sogar noch untermauert. Frei nach dem Motto, dass sich selbst die Profis die Zähne ausgebissen haben, weil die Eltern die Ratschläge nicht oder nicht gut genug umgesetzt haben.

Dann ist doch alles klar, nicht wahr? Eltern müssen nur ihr Erziehungsverhalten verändern, dann klappt es auch mit den Kindern. Beweisführung beendet.

Für Familien aus unseren Arbeitsprozessen treffen diese Zuschreibungen bis auf wenige Ausnahmen jedoch nicht zu. Sicherlich hat das konkrete Verhalten des Einzelnen, egal ob Kind oder Eltern, Auswirkungen auf den Rest der Familie und die weitere Entwicklung. Aber die Menschen sind mit guten Absichten und adäquaten Erziehungsmethoden angetreten. Jedoch nicht selten mit inneren Bildern, Vorstellungen, Kategorisierungen, die nicht passend für das Gegenüber sind.

Hier noch einmal ein Gedankenspiel, welches im letzten Jahrhundert sicher nicht ungewöhnlich war. Eine Familie hat einen Sohn und klassischerweise bekommt er Autos und einen Fußball zum Spielen. Aber bei jeder Gelegenheit spielt er mit den Puppen der Schwester. Außerdem malt oder bastelt er gerne. Das muss kein Problem sein. Sagen wir aber, dass die Eltern sich einig sind, dass ein Junge, der mit Puppen spielt, im erwachsenen Leben scheitern wird. Nun werden sie beide alles daransetzen, dass er nicht mehr mit Puppen spielt. Wenn er jedes Mal bitterlich weint und vielleicht sogar sagt, so mache ihm das Leben keinen Spaß mehr, könnte es sein, dass die Eltern ihn manchmal damit spielen lassen, aber weiterhin nach Hilfe suchen. Schließlich stimmt da ja mit ihm was nicht. Er soll das lassen. Die Eltern sind wahrscheinlich dennoch im Zwiespalt. Was tut meinem Kind wirklich gut und was schadet ihm? Vermutlich wird es auch unterschiedliche Haltungen bei Vater und Mutter geben. Und die Außenwelt (Verwandte, Nachbarn, Freunde, Kindergarten, Schule, externe Helfer ...) hat ebenso eigene Vorstellungen und eine Menge Ratschläge.

Was aber, wenn es nicht um ein harmloses Spiel mit Puppen geht? Was, wenn es sich um die neuzeitlichen Phänomene dreht wie Wutanfälle, Aggressionen, Verweigerungshaltung, Rückzug, Depressionen? Dann sind die Herleitungen und Ratschläge schon von anderer Art. Es werden Ärzte und Experten aufgesucht. Es schleichen sich die ersten Schuldzuweisungen ein. Schlussendlich läuft es immer und immer wieder auf das gleiche Ergebnis hinaus. Das Kind zeigt unangemessenes und damit inakzeptables Verhalten. Es ist behandlungs- bzw. therapiebedürftig.
Oder die Eltern sind »reparaturbedürftig« und bedürfen der Korrektur. Vielleicht auch gleich beide, Eltern und Kinder. Das positive Lebensgefühl ist vollkommen verschüttet. Wie sollte es auch anders sein? Selbst wenn es biografische Lebensumstände sind, die als Herleitung für auffälliges Verhalten gelten, sind diese entweder unveränderbar (zum Beispiel der Tod eines lieben Menschen oder Haustieres) oder die Wut und negativen Gefühle werden verstärkt (zum Beispiel bei einer Trennung der Eltern).

Mitten in diese Gemengelage kommen wir nun im begonnenen Hilfeprozess nach kurzer Zeit mit unserer Einschätzung:
Die Kinder sind ok.
Die Eltern sind ok.
Damit verwirren wir die Familien.
Ungläubig schauende Gesichter allerorts, aber trotzdem scheint es gut zu tun. Wir ermuntern die Familien, ihre inneren Bilder zu überprüfen und sich zu erlauben, darüber nachzudenken, was sie tun würden, wie sie mit ihren Kindern umgehen würden, gäbe es keine eindeutigen Zuschreibungen aus dem gesellschaftlichen Repertoire. Was sagt ihre Intuition, das Bauchgefühl?
Was, wenn es so ein »normal« und so ein »abweichend« gar nicht gibt? Was beobachten sie bei den Kindern? Was tut ihnen gut und was nicht? Welcher Rahmen ist ein passender, welcher unpassend? Ganz individuell auf den Einzelnen und die Familie bezogen. Auch wir haben immer wieder überprüft, ob es sich

lohnt, die Familie zu einer Diagnostik zu schicken. Dies jedoch nicht mit dem Hintergrund, eindeutige Zuschreibungen zu finden, sondern, um passende Rahmenbedingungen für ein Kind zu entwickeln, welches es sonst nicht bekommen hätte. Und um ein tieferes Verständnis zu entwickeln. Dies ist aus unserer Erfahrung der elementare und wichtigste Schritt. Die Familie sollte in die Lage versetzt werden, ein tieferes Verständnis füreinander zu entwickeln. Mit ein wenig externer Unterstützung ist die Familie dann meist in der Lage, selbstständig eigene Lösungsstrategien für die eigene Familie zu entwickeln.

Des Rätsels Lösung

Alles klar. Tieferes Verständnis. Das braucht es, um eigene Lösungsstrategien und Selbstwirksamkeit zu entwickeln. Verstanden.
Aber wie kann ich denn tieferes Verständnis entwickeln, wenn ich nicht verstehe? Was genau muss ich denn verstehen? Dass es ein Defizit, eine Diagnose gibt? Einfach so, ohne dass ich dafür eine schlüssige Erklärung habe?
Wir machen es kurz. Wir machen es konkret. Wir lüften nun »das Geheimnis«. Das Geheimnis, welches unserer Erkenntnis nach Grundlage all dieser heutigen vermeintlichen und erlebten Schwierigkeiten unserer Problemgruppe ist:

Eine hochsensible Wahrnehmung!
Was, das soll schon alles sein? Ja und nein. Beginnen wir mit der Skepsis, mit dem »Nein«.
Nein, es ist nicht alles. Es bleiben natürlich Faktoren der Genetik, Biografie, Persönlichkeitsmerkmale, Umwelt und vielen weiteren Faktoren bestehen. Blicken wir in aller Kürze auf einige davon:

- Genetik: Selbstverständlich bin ich Kind meiner Eltern und es werden Merkmale, Fähigkeiten, etc. ... geerbt
- Biografie: Es wäre unverantwortlich, die persönlichen Erfahrungen des Aufwachsens außer Acht zu lassen.
  Wie starte ich in dieses Leben? Wie wachse ich auf? Welche stärkenden und schwächenden Erfahrungen mache ich dabei? Wachse ich mit Vertrauen und Selbstvertrauen auf, oder gibt es traumatische Ereignisse?
- Persönlichkeitsmerkmale: Bin ich introvertiert, extrovertiert, impulsiv, kreativ, faktisch ...?

- Umwelt: In welcher Kultur, in welchem Land werde ich groß? Welche Förderung steht zur Verfügung? Wie sind das Bildungsangebot und das Bildungssystem? Wie sind die wirtschaftlichen, finanziellen Rahmenbedingungen?

Alle diese Faktoren haben einen immensen Anteil daran, wie sich ein Leben entwickeln wird! In diesem Feld sammeln sich unsere Lebenskonzepte. Pädagogik definiert sich in diesen Feldern, es prägen und organisieren sich Unterstützer- und Helfersysteme. Das geballte menschliche Wissen aus jahrhundertelanger Entwicklung steht zur Verfügung. Dort suchen wir die Antworten auf unsere Fragen. Aber genau da beobachten wir eine zunehmende Verunsicherung der Menschen. Die Antworten scheinen nicht mehr zu passen. Irgendetwas Elementares scheint zu fehlen. Blicken wir auf das »Ja«.
Wenn wir auf dieses »Ja« schauen, widmen wir uns dem Geheimnis der sensiblen Wahrnehmung und den daraus gewonnenen Erkenntnissen. Dafür holen wir etwas aus. Wir möchten, dass deutlich wird, wie unser Weg dorthin verlaufen ist. Es hat viele sehr spannende Jahre in Anspruch genommen.
Beginnen wir mit Erläuterungen zum Thema Autismusspektrum: In der intensiveren Auseinandersetzung mit dem Thema »Autismusspektrum« lernten wir anfänglich immer mehr über diese »Wahrnehmungsverarbeitungsstörung« – wie es erklärend heißt. Autisten nehmen aufgrund ihres »falsch verdrahteten Gehirns« Reize anders wahr als Neurotypische. Sie verarbeiten sie anders. Das kann zu Overload, Meltdown oder Shutdown führen. Das wiederum bedeutet, dass sie, wenn sie überfordert – also überREIZT – sind, eine Überlastung erleiden. Ein Meltdown gleicht dann einem Vulkanausbruch. Ein Shutdown ist quasi ein komplettes Abschalten. Umgangssprachlich: ein Nervenzusammenbruch. Aus Sicht der Eltern keine großartigen Aussichten. Eher eine Katastrophe. Sehr nachvollziehbar, dass man diese Diagnose nicht für das eigene Kind haben will.

Dann kam die wissenschaftliche Erkenntnis hinzu, dass Autismus nachgewiesen genetisch ist. Ach du Schreck! Heißt also, voraussichtlich ist mindestens ein Elternteil dieses Kindes auch autistisch. Oh weh! Also nicht nur mein Kind ist stetig von Nervenzusammenbrüchen bedroht, sondern auch ich. Oder mein Partner. Der andere Elternteil. Oder gar beide? Ja, manchmal fühlt es sich so an. Aber deswegen gleich autistisch sein? Autisten gelten medizinisch gesehen als seelisch behindert. Wobei es in der verschärften Form sogar eine Kombination aus seelisch behindert plus geistig behindert gibt.
Immerhin ist Autismus also schon mal keine Krankheit, sondern eine Behinderung. Wobei eine Krankheit ja mal grundsätzlich die Option zuließe, heilbar zu sein und aus dem Leben zu verschwinden, eine Behinderung aber bleibt. Das ist alles nicht schön. Gar nicht schön.

Was ist denn nun Autismus medizinisch betrachtet?

Recherchen im Internet fördern zum Beispiel folgende Beschreibungen zu Tage:

»Autismus ist eine tiefgreifende Entwicklungsstörung mit teilweise gravierenden Schwierigkeiten mit sozialen Kontakten, Kommunikation und Sprache. Viele zeigen wiederholte, stereotype Verhaltensweisen und Interessen«

[netdoktor.de]

»Autismus ist eine komplexe und vielgestaltige neurologische Entwicklungsstörung. Häufig bezeichnet man Autismus bzw. Autismus-Spektrum-Störungen auch als Störungen der Informations- und Wahrnehmungsverarbeitung, die sich auf die Entwicklung der sozialen Interaktion, der Kommunikation und des Verhaltensrepertoires auswirken«

[autismus.de]

»Autismus bedeutet: Schwierigkeiten in der sozialen Interaktion, Schwierigkeiten in der sozialen Kommunikation, Schwierigkeiten im sozialen Verständnis, eine andere Wahrnehmungsverarbeitung, ungewöhnliche Denkweisen und Problemlösungen, intensive, oft spezielle Interessen, manchmal Inselbegabung, atypische, manchmal repetitive Bewegungen, überhöhtes Bedürfnis nach Beständigkeit«
[autismus-kultur.de]

Bereits 1926 charakterisierte die russische Psychiaterin Grunja Sucharewa 6 Kinder, die sie klinisch untersuchte, als schizoid psychopathisch. Der Autor Steve Silberman widmete in seinem Bestseller-Buch »Geniale Störung« diesen psychiatrischen Untersuchungen ein Kapitel und schrieb dazu wie folgt:

»Trotz ihres schlurfenden Gangs hatten die Kinder ein bewegtes, reiches Innenleben. Sie mieden gemeinschaftliche Spiele, verschlangen aber in Abgeschiedenheit Märchen und Fantasiegeschichten. Als P.P. drei Jahre alt war, erstaunte er seine Eltern, indem er sich an ein Klavier setzte und Note für Note seine Lieblingsstücke spielte. Sucharewa beschrieb ihn als »sensibles Kind mit tiefen Empfindungen für die Schönheit der Natur«, das beim geringsten Tadel in Tränen ausbrach. Er hatte keine Freunde, nur seine Schwester. Auf die Frage, warum er seinen Schulkameraden aus dem Wege gehe, erwiderte er ›Die Kinder sind zu laut und stören mich beim Denken‹. Mit 12 Jahren bewegte er sich durch die Welt wie ein Mönch in einer Einsiedelei.«

Und weiter ...

» ... Diese Kinder schienen keinen Krankheitsprozess zu durchlaufen, ähnlich den tragischen Schüben bei der Schizophrenie; sie unterschieden sich einfach in ihrer Konstitution von ihren Altersgenossen und glichen eher einem von Lazars Archetypen als einem Patienten, der wieder geheilt werden kann. Wenn sie einen Lehrer fanden, der sie vor den

Schikanen ihrer Mitschüler schützte und anspornte, ihre natürlichen Talente zu entfalten, ging es ihnen vielleicht einmal besser, aber sie blieben stets exzentrisch.«

Die Symptome, die Sucharewa bei den Kindern als schizoide Persönlichkeitsstörung bezeichnete, wandelte der Schweizer Psychiater Eugen Bleuler in den 1930er-Jahren erstmalig in den Begriff »Autismus« ab, eine seiner Ansicht nach verwandten Unterform der Schizophrenie. Die beiden österreichischen Mediziner Leo Kanner und Hans Asperger wiederum prägten in den 1940er-Jahren des letzten Jahrhunderts die heute bekannten Definitionen des frühkindlichen Autismus und des Asperger-Syndroms.
Wie wir sehen, ist das, was mit Autismus beschrieben wird, kein Phänomen des neuen Jahrtausends. Die medizinische Betrachtung hat sich jedoch gesellschaftlich bis heute gehalten. Der Fokus liegt jedenfalls eindeutig auf dem Defizit und das muss bei einer medizinischen Diagnose zwingend herausgearbeitet werden. Kinder und ihre Eltern erfahren darüber eine Menge negativer Zuschreibungen des Kindes.
Ganz schön beunruhigend, oder?
Etwas beruhigender waren dann die wissenschaftlichen Beschreibungen neueren Datums, dass die autistische Wahrnehmung nicht falsch ist, sondern »nur« anders. Es wurde ein Vergleich von Windows und Apple hergestellt. Beides sind wunderbar funktionierende Computer-Betriebssysteme, aber zur Verständigung zwischen beiden Systemen braucht es Übersetzung. Das klang schon deutlich versöhnlicher. Also nicht kaputt, nur anders.
Also könnte unser Job der sein, zwischen den Familienmitgliedern zu »übersetzen«, bis sie die Sprache des anderen verstanden. Das gefiel uns schon besser.
Wir wollten Mut machen. Immer mehr Mut machen. Wir entschlossen uns, nach berühmten Menschen zu suchen, die eine Autismusdiagnose haben. Und nach jenen, die sich zu-

mindest selbst so beschreiben würden. Oder jenen, welche sich aufgrund von Biografien und Beschreibungen im Autismusspektrum befanden oder befinden könnten. So findet man im Netz diverse Seiten, die sich mit dem Thema auseinandersetzen.
Es sind aus unserer Sicht sehr interessante Namen dabei: Bill Gates, Elon Musk, Charles Darwin, Dan Aykroyd, Greta Thunberg, Albert Einstein, Isaac Newton, David Byrne, Wolfgang A. Mozart, Andy Warhol, Anthony Hopkins, Tim Burton, Daryl Hannah, Susan Boyle, Keanu Reeves, Vera Birkenbihl, Nikola Tesla, Thomas Jefferson, Courtney Love, Kurt Cobain, Bob Dylan, Woody Allen, Karl Lagerfeld, Janosch, Temple Grandin, Leonardo Da Vinci, Aristoteles, Jimmy Hendrix, Amy Winehouse, Michelangelo, Salvador Dali, Michael Jackson ... Die Liste ließe sich beliebig fortsetzen. Vermutlich könnte man ganze Bücher füllen. Was bedeutet das nun? Ist es nicht so, dass im Grunde jeder einzelne Name etwas ganz Entscheidendes suggeriert?
Dann kann es doch nicht so schlimm sein mit dem Autismus. Wenn »die« es geschafft haben, etwas aus ihrem Leben zu machen, dann haben alle die Chance, etwas aus ihrem Leben zu machen.

Zurück zu uns. Neben den Fach- und Lehrmeinungen war unser stetiger Lehrmeister die permanente Auseinandersetzung mit Menschen. Täglich sind wir im Austausch mit Menschen, die über ihre Erlebniswelt berichten. Mit jedem Menschen, mit jedem Gespräch, hat sich unser Menschenbild erweitert. Im beruflichen Kontext immer mehr im Zusammenhang mit Diagnosen. Meist eben dieser Autismus. Daneben oft auch mit begleitenden Diagnosen wie AD(H)S, LRS, Dyskalkulie, Angst- und Zwangsstörungen, Depression, Epilepsie, Enuresis, Enkopresis, Dyspraxie. Die Aufzählung könnte spielend erweitert werden. Aus all dem haben wir versucht, ein schlüssiges Bild zu entwickeln. Ein Bild aus äußeren und inneren Faktoren.

Es entstanden und blieben so viele Widersprüche. Auf der einen Seite klar definierte und abgrenzende Diagnosen. Auf der anderen Seite wie wir Menschen in der Realität tagtäglich erleben. Es gab eine Menge Übereinstimmungen. Aber auch eine Menge Abweichungen. Immer häufiger begegneten uns dann auch Beschreibungen, die vermeintlich überhaupt nicht ins Bild passten. Dazu skizzieren wir ein kleines Beispiel. Thema Augenkontakt. Diese Fähigkeit, anderen in die Augen zu schauen, während man miteinander spricht, wird autistischen Menschen landläufig abgesprochen. Wieso konnten es dann all die Menschen, die wir kennenlernten? Wieso erlebten wir das anders? Diese Menschen taten es vielleicht nicht durchgängig. Sie machten auch oft dabei einen gestressten Eindruck. Ja, das kam vor. Eines aber war sicher: Es war definitiv ein Augenkontakt. Es gab Gespräche, da wurde der Augenkontakt durchgängig und ganz unangestrengt aufrechterhalten. Dann beim nächsten Gespräch war es wieder ganz anders.

Das provoziert Fragen beim Gegenüber wie zum Beispiel:

Habe ich was falsch gemacht, dass ich heute keines Blickes gewürdigt werde? Erzähle ich etwas, was dich überhaupt nicht interessiert? Dabei bin ich doch angetreten, dir zu helfen. Wie unhöflich, diese Autisten!

So geschah es häufig, dass alle Gesprächspartner am Tisch dem »Blickverweigerer« zu verstehen gaben, dass dieses Verhalten inakzeptabel sei. Dass ein Gespräch so ja keinen Sinn mache. Ließen wir den »Blickverweigerer« jedoch zu Wort kommen, erhielten wir unglaublich wertvolle Rückmeldungen von ihm. Er hatte das Gespräch sehr wohl aufmerksam verfolgt und der fehlende Blickkontakt war keineswegs mit Desinteresse oder mangelndem Respekt verknüpft. Wie passt denn das zusammen? Das muss doch leicht in den Griff zu bekommen sein.

Wie wir lernen durften, ist es für einige Menschen innerlich aber ein gigantisches Problem und eine nahezu unüberwindliche Herausforderung. Das führt uns zu einem verwandten Thema: Konzentrationsfähigkeit. Dieses Thema ist im Zusammenhang mit AD(H)S (Aufmerksamkeits-Defizit-[Hyperaktivitäts]-Syndrom) ein Kernsymptom. Es handelt sich also um einen Menschen, der ein Defizit hat, aufmerksam zu sein. Der Zusatz »H« beschreibt ihn dazu noch hyperaktiv-hibbelig, impulsiv. Jemand der nicht zu steuern ist. Eine moderne, überaus anstrengende Version des Zappelphilipps, oftmals zusätzlich noch mit Wutausbrüchen. Eine insbesondere in der Schule nicht besonders gut händelbare Spezies.

Nicht selten treten Autismus und AD(H)S sogar im Doppelpack auf. Es gibt einige wissenschaftliche Arbeiten, die darauf hinweisen, welch immenser Anteil (rund 80%) autistischer Menschen ebenfalls eine AD(H)S Symptomatik haben. Es gibt diese Beschreibung auch andersherum. Da wird davon ausgegangen, dass 50% der AD(H)S-ler ins Autismusspektrum fallen.

Und was sind denn jetzt genau die Unterschiede? Was sind Gemeinsamkeiten? Was hat das eine mit dem anderen zu tun?

In der Diagnostik geht es um die Abgrenzung beider »Störungen«. Wenn man diese einmal recherchiert, wird deutlich, es gibt in jedem Fall eine Menge Gemeinsamkeiten. Unterschiedliche Symptomatiken werden jedoch ebenfalls beschrieben. Besonders deutlich hier vor allem die Hyperaktivität. Doch bei den Unterschieden ist offenbar auch nicht immer ganz eindeutig, ob es der Störung, oder einer Auswirkung der ursprünglichen Symptomatik entspringt. Wirklich verwirrend. Daher für uns auch ziemlich logisch, oftmals beide Diagnosen zu stellen. Es gibt viele Erklärungsmodelle, z.B. von Stoffwechselstörungen oder Hormonstörungen, die Ansätze einer Erklärung liefern. Und auch beim AD(H)S geht man von einer überwiegenden genetischen Komponente aus. Für uns keine Überraschung. Wie nun aber umgehen mit diesen Kindern?

Ein Glück, dass es Hoffnungsschimmer gibt. Es gibt Medikamente. Und außerdem besteht Hoffnung, dass sich das bei vielen

»irgendwann«, »irgendwie« rauswachsen könnte. Zumindest wäre es dann nicht mehr ganz so schlimm. Es ist also das Ziel der Hilfen, dem Kind Strategien an die Hand zu geben, wie es sich besser konzentrieren kann. Weil das so oft nicht klappt. Okay. Seltsamerweise kann dasselbe Kind stundenlang konzentriert die tollsten Konstrukte aus Lego bauen, unfassbare Bilder malen, oder – zum Leidwesen unzähliger Eltern – gar tagelang Medien konsumieren – also zum Beispiel zocken! Schon wieder so merkwürdige Gegensätze und Ungereimtheiten.

Wenden wir uns einem weiteren Phänomen zu, welches uns sehr lange beschäftigt hat und immer wieder Fragen aufgeworfen hat. Wie ist das mit der Empathie? Also dem Einfühlungsvermögen. Es wird definiert als die Fähigkeit, sich in andere hineinzuversetzen und Mitgefühl zu haben und das eigene Verhalten dementsprechend anzupassen. Diese Empathie wird insbesondere Menschen mit der Diagnose Autismusspektrumsstörung, oftmals abgesprochen. Es stellt sich also die Frage, was mit diesen Menschen nicht stimmt, dass ihnen diese offenbar urmenschliche Eigenschaft nicht zur Verfügung stehen soll. Dazu türmt sich eine weitere Unsicherheit auf. Wieso traf dies auf die vor uns sitzenden, diagnostizierten Autisten nicht, beziehungsweise nur teilweise zu? Alles sehr seltsam. Zu klären haben wir da auch einen weiteren Aspekt dieses Feldes. Handelt es sich vielleicht doch eher um Egoismus oder gar Narzissmus? Also landläufig eher eingestuft als charakterliche Schwächen?
In vielen Lebenssituationen konnten Eltern das egoistische, unempathische Verhalten ihres Kindes beschreiben. Es solle immer nach der Nase des Kindes gehen. Falls nicht, gebe es massive Wutausbrüche. So fragte das Kind zum Beispiel beim Tod eines vermeintlich nahestehenden Verwandten lediglich, wann denn nun endlich das vereinbarte Fernsehprogramm gestartet werden könne. Beim Streit mit Geschwistern könne nur der eigene Vorteil gesehen werden. Die Gefühle und

Wünsche des Bruders oder der Schwester würden nicht anerkannt und abgetan. In der Schule gebe es keinerlei Einsicht in Konfliktsituationen (»Klar habe ich meinen Mitschüler geschubst, er war schließlich einen Zentimeter in meiner Tischhälfte mit seinem Buch, obwohl ich ihm das schon mehrfach gesagt hatte, dass es meine Tischhälfte sei«). Bereits im Kindergarten sei tatenlos und bestenfalls interessiert dabei zugesehen worden, während andere Kinder einem gestürzten Mädchen zu Hilfe eilten und Pflaster herbeischafften. Eindeutig nicht empathisch, oder? Dieselben Eltern konnten aber auch davon berichten, dass dieses eben noch herzlose Kind mitunter ganz wundervoll den Frühstückstisch am Wochenende decken konnte. Für die gesamte Familie. Es habe überlegt, wie man denn die Eichhörnchen-Familie retten könne, die in dem Baum lebt, der gefällt werden sollte. Oder es verbrachte den Nachmittag weinend im Bett, nachdem ein Video über eine gepiesackte Katze geschaut wurde. Solche und ähnliche Geschichten hörten wir von vielen Eltern.

Was denn nun? Wie denn jetzt? Waren diese Kinder und Jugendlichen nun in der Lage, empathisch zu sein, oder nicht?

Falls sie manchmal einfühlsam waren und manchmal nicht, dann gab es doch gar keine andere Möglichkeit, als dass es sich doch um eine Charakterschwäche handelt. Oder es scheint zumindest eine bewusste Entscheidung für sich und gegen die anderen zu sein. Schließlich war dieser Mensch ja ganz offenbar in der Lage zu beiden Handlungsalternativen. Es gibt also unerklärliche Dinge im Zusammenhang mit Diagnosen! Es gibt Widersprüche. Ganz offensichtliche Ungereimtheiten. Es sind ganz offenbar auch keine vereinzelten Ausnahmen, die ja angeblich die Regel bestätigen sollen. Durch diese vermeintlichen Widersprüche und die vielen Ressourcen der »defekten« Kinder, die uns immer wieder verblüfften, wurde uns eines immer klarer:

Es kann sich nicht um einen echten Defekt im Gehirn handeln! Da ist »nur« etwas anders als bei der (vermeintlichen) Mehrheit der Menschen. Es scheint einfach einen Unterschied zu den »normalen« (neurotypischen) Menschen zu geben.

Als Systemiker fällt es uns nicht schwer, zu hinterfragen und eine konstruktive Haltung einzunehmen. Es ist unsere Standardhaltung im therapeutischen Setting. Wir begrüßten deshalb jede Form der positiven Abweichung des kindlichen Verhaltens in Bezug auf die medizinische Diagnose. Unterstützt wurden wir in unseren Überlegungen inhaltlich durch die Thesen der Verfechter der Neurodiversität.

Neurodiversität (»neurologische Diversität«) bezeichnet gemäß dem 2011 an der Syracuse University (New York) gehaltenen National Symposium on Neurodiversity ein Konzept, in dem neurobiologische Unterschiede als eine menschliche Disposition unter anderen angesehen und respektiert werden; atypische neurologische Entwicklungen werden als natürliche menschliche Unterschiede eingeordnet. Nachdem das Konzept Menschen jedweden neurologischen Status umfasst, sind alle Menschen als neurodivers zu betrachten, der Begriff Neuro-Minderheit (»neurominority«) verweist auf Menschen, die als Minderheit nicht neurotypisch sind. Das Konzept der Neurodiversität versteht also unter anderem Autismus, AD(H)S, Dyskalkulie, Legasthenie und Dyspraxie als eine natürliche Form der menschlichen Diversität, welche derselben gesellschaftlichen Dynamik unterliege wie andere Formen der Diversität, und wendet sich damit gegen eine pathologische Konnotation. Dementsprechend lehnt die Neurodiversitätsbewegung eine pathologische Betrachtung von Neuro-Minderheiten generell ab.

[Quelle: Wikipedia]

Neurodiversität beschreibt die Idee, dass Menschen die Welt um sich herum auf viele verschiedene Arten erleben und mit ihr interagieren; es gibt nicht die eine »richtige« Art zu denken, zu lernen und zu handeln, und Unterschiede werden nicht als Defizite angesehen. Das Wort Neurodiversität bezieht sich auf die Vielfalt aller Menschen, wird aber häufig im Zusammenhang mit Autismus- Spektrum-Störungen (ASS) sowie anderen neurologischen oder entwicklungsbedingten Erkrankungen wie ADHS oder Lernschwierigkeiten verwendet. Die Neurodiversitätsbewegung entstand in den 1990er Jahren mit dem Ziel, die Akzeptanz und Inklusion aller Menschen zu erhöhen und gleichzeitig neurologische Unterschiede zu berücksichtigen. Über Online- Plattformen konnten sich immer mehr Autisten vernetzen und eine Selbstvertretungsbewegung bilden. Zur gleichen Zeit prägte Judy Singer, eine australische Soziologin, den Begriff Neurodiversität, um die Gleichberechtigung und Inklusion von »neurologischen Minderheiten« zu fördern. Obwohl es sich in erster Linie um eine Bewegung für soziale Gerechtigkeit handelt, wird die Neurodiversitätsforschung und -ausbildung immer wichtiger, wenn es darum geht, wie Kliniker bestimmte Behinderungen und neurologische Erkrankungen sehen und angehen.

[https://www.health.harvard.edu/blog/what-is-neurodiversity-202111232645]

Das Konzept, dass Unterschiede in der Gehirnfunktion innerhalb der menschlichen Bevölkerung normal sind und dass Gehirnfunktionen, die nicht neurotypisch sind, nicht stigmatisiert werden sollten. Neurodiversität ist die Idee, dass es in der Bevölkerung Unterschiede in der Gehirnfunktion gibt. Unterschiede wie Autismus und ADHS gab es in der gesamten Menschheitsgeschichte und sind nicht auf fehlerhafte neuronale Schaltkreise zurückzuführen. Anstatt sie als solche zu betrachten, umfasst die Neurodiversität Autismus als eine andere Denk- und Verhaltensweise.

[Psychology Today (online) https://www.merriam-webster.com/dictionary/neurodiversity#h1]

Dieses Konzept entspricht in nahezu identischer Weise unserer Haltung. Wir befanden uns im Binnenverhältnis mit unseren Klienten-Familien. Einerseits in einem systemischen Entproblematisierungs-Prozess, also weg von der defizitären Betrachtung eines Kindes. Anderseits benutzten wir zeitgleich die toxischen Begriffe und Definitionen der Medizin im gesellschaftlichen Kontext, wie Autismus, AD(H)S etc.
Dann erschien das Buch »Der Junge, der zu viel fühlte« von Lorenz Wagner. Für uns war diese Erscheinung ein sehr wichtiger Meilenstein unserer Erkenntnisse. Es handelt sich um ein biografisches Buch über den Hirnforscher Henry Markram und seinen autistischen Sohn Kai. Markram hatte in einer Studie versucht herauszufinden, was im autistischen Gehirn eigentlich »defekt« ist. Er gewann dabei erstaunliche Erkenntnisse!

Hier fanden wir das fehlende Puzzleteil für uns.
Endlich bekamen wir wissenschaftliche Hirnforschungsergebnisse, die für uns erklärten, was wir täglich in Familien erlebten und nur bis zu einer gewissen Grenze erklären konnten. Und wenn wir es erklären konnten, dann immer in irgendeiner Verbindung mit Defiziten, Schwierigkeiten und Einschränkungen – Neurodiversität hin oder her.

Die Grundlage der Symptomatik bei autistischen Menschen ist eine hoch-sensible Wahrnehmung.
Es handelt sich also um ein Gehirn, das weniger filtert als das sogenannte neurotypische. Es filtert weniger stark als das »normale«, »gesunde« und »nicht behinderte bzw. nicht gestörte« Gehirn. Ja, diese Begrifflichkeiten werden medizinisch und oft auch therapeutisch genutzt, um die Abweichung zu beschreiben und einzuordnen. Diese Menschen nennen aber tatsächlich ein Gehirn ihr Eigen, das deutlich mehr Reize jeglicher Art aufnimmt als ein Gehirn mit mehr Filtern.

Es ist also quasi ein Hochleistungsgehirn!

Was passiert, wenn etwas oder jemand überreizt ist, davon kann sich jeder ein Bild machen. Und das ist sehr individuell. Der eine rastet aus, der andere igelt sich ein. Eine Elektrosicherung schaltet ab oder die Leitung brennt durch, wenn zu viele Reize (zu viele Geräte) angeschlossen werden. Eine Pflanze mit zu viel Wasser oder zu viel Sonne, je nach Pflanzenart, geht ein.
Dieses Prinzip für physikalische Zusammenhänge ist einleuchtend. Wissenschaftlich. Es gibt eine klare Definition, welche Bedürfnisse beispielsweise eine Pflanze hat und entsprechend wähle ich den Standort aus, an dem ich die Pflanze platziere. Oder ich entscheide mich für eine Pflanze, die zu meinem Garten oder zu meiner Wohnung passt.
Und wir Menschen? Wir müssten doch als Teil der Natur sehr ähnlich sein, oder? Wir müssten ähnlich ticken, ähnlich belastbar sein. Wir folgen als Lebewesen den gleichen Naturgesetzen. Dass dem nicht so ist, wissen wir mittlerweile. Wir sprechen von Individuum, Individualität, Einzigartigkeit. Dies wird schon durch unsere DNS belegt. Selbst eineiige Zwillinge unterscheiden sich in ihren Bedürfnissen und ihrer Persönlichkeit. Warum sollen dann unsere Gehirne, die noch so viel Potenzial für Forschung bieten, gleich sein? Wie soll es eine klare Grenze zwischen »funktioniert richtig« und »funktioniert nicht richtig« geben?
Wer legt diese Grenze fest? Die Medizin versucht dies mit Diagnosen zu beantworten. Sowohl im körperlichen Sinn (das Bein ist gebrochen) als auch im psychischen Kontext (das ist Autismus). Abweichendes Verhalten wird erkannt und zu einer Diagnose zusammengefasst, damit dem Menschen geholfen werden kann. Geholfen werden heißt oft in der Gesellschaft tragbar sein. Gibt es Leidensdruck bei der zu diagnostizierenden Person, ist der Wunsch der Helfersysteme, diesen Leidensdruck zu verringern oder gar zu eliminieren. Oft bedeutet das einen Zwang auszuüben. »Akzeptiere deine Diagnose«. »Therapiere

dein Verhalten«. »Bearbeite deine Traumata«. Im Zweifel bedeutet das auch »Nutze Medikamente, um das unerwünschte Verhalten oder Gefühl zu unterdrücken«. Ja, diese Ansätze haben sicherlich ihre Berechtigung. Wir verstehen das sehr gut. Aus unserer Erfahrung und der Rückmeldung der Menschen, mit denen wir uns auseinandergesetzt haben, greifen diese Ansätze oftmals aber zu kurz. Viel zu kurz.

Gehen wir einen Schritt weiter, registrieren wir, dass es viele Menschen gibt, die keine Diagnose haben. Grundsätzlich zu Recht, wie wir finden. Aber auch sie leiden oftmals. Diese Menschen haben Fragestellungen im Kopf. Sie zeigen oftmals diese anfänglich genannten »Verhaltensauffälligkeiten«. Sie finden keine Erklärung für sich selbst und fühlen sich unverstanden. Medizinisch gesehen, sind sie ganz »normal«. Dennoch fühlt sich vieles so anders an.

Was ist also los?

Grundlagen sensibler Wahrnehmung

Was los ist? Das bleibt eine gute Frage. Es ist DIE Frage!

Die Grundlage für die Antwort darauf ist die sensible Wahrnehmung. Es ist, wie vom Hirnforscher Henry Markram im Buch »Der Junge, der zu viel fühlte«, beschrieben. In diesem Buch erfuhren wir, dass sich der Hirnforscher und sein Team zur Aufgabe gemacht hatten, das Defizit im autistischen Gehirn zu identifizieren. Nach zahllosen Versuchen ohne ein Ergebnis, welches ein Defizit, eine falsche Verdrahtung, eine gehemmte Wahrnehmungsverarbeitung nachweisen sollte, gab es noch einen letzten Versuch. Dieser letzte Versuch wurde quasi auf den Kopf gestellt, um zu prüfen, was denn entgegen der Grundannahme »gut« funktionieren könnte in diesen Gehirnen. Man wollte schlicht überprüfen, ob es auch ein Gegenteil von »defekt« im Gehirn gibt.
Daraus entstanden erstaunliche Ergebnisse. Ein Feuerwerk an funktionierenden Synapsen. Eine regelrechte Datenautobahn. Eine nahezu doppelt so gute Funktionalität im Vergleich zu neurotypischen Gehirnen. So wird beschrieben, dass bei einem sogenannten neurotypischen Gehirn ein Reiz (das kann zum Beispiel ein Geräusch sein) auf eine Gehirnzelle trifft und dann zehn weitere Gehirnzellen informiert. Bei einem sogenannten autistischen Gehirn, so fanden die Forscher heraus, wurden jedoch nicht zehn weitere Gehirnzellen informiert, sondern 20.
Endlich! Ja, endlich gab es auch für uns eine schlüssige Erklärung für all die Widersprüche. Im Gehirn werden also alle Eindrücke verstärkt! Bei autistischen Menschen handelt es sich demnach nicht um Menschen mit zu wenig Gefühlen, sondern mit zu vielen! Wir reden also von Vielfühlern!

Unsere täglichen Erfahrungen aus der Praxis lassen zu, dass es vermutlich sogar Menschen gibt, bei denen nicht 20 weitere Gehirnzellen informiert werden, sondern noch deutlich mehr.

Vielleicht 50, oder gar 100. Das sind dann die Menschen, die in den absoluten Rückzug gehen müssen, um sich zu schützen. Denen fast alles zu laut, zu hell, zu schmerzhaft ist. Jetzt ergeben all unsere Erfahrungen und Einschätzungen Sinn. Es ist demnach korrekt, von Überreizung zu sprechen. Aber nicht, weil jemand eine Mimose ist und sich wie die Prinzessin auf der Erbse anstellt, sondern weil tatsächlich alles mindestens doppelt so intensiv auf das Hirn dieses Menschen einströmt. Einfach ausgedrückt gibt es folglich Gehirne, bei denen mehr Filter zur Verfügung stehen als bei anderen. Und es gibt Gehirne, die »schlechter« gefiltert sind, wie es oft bezeichnet wird. Man könnte es aber auch positiv formulieren. Es gibt Gehirne, die in der Lage sind, mehr Reize wahrzunehmen.
Dazu haben wir das folgende Bild zur Verdeutlichung skizziert: Man stelle sich vor, man brüht einen Kaffee von Hand auf. So ganz altmodisch. Ich habe eine Kanne, auf die ein Filterhalter aufgesetzt wird. In diesen Filterhalter kommt eine Filtertüte und dort hinein das Kaffeepulver, welches dann mit heißem Wasser übergossen wird. Das zügige Ergebnis ist ein trinkfertiger Kaffee. Wunderbar. Sollte ich nun zu viel oder zu schnell Wasser in die Filtertüte gießen, dann läuft der Filterbehälter einfach über. In der Kanne bleibt jedoch gefilterter Kaffee. Neben der Kanne habe ich zwar eine Schweinerei produziert, mein Kaffee aber bleibt klar. Was aber nun, wenn die Filtertüte nicht so feinporig ist, sie also weniger stark filtert? Was, wenn ich gar keine Filtertüte benutze? Kommt dann kein Kaffee raus? Doch, aber in der Tasse ist mehr drin, nämlich zusätzlich noch Kaffeepulver. Das bedeutet nicht, dass es ein schlechter Kaffee ist. Viele Menschen schätzen türkischen Mokka mit Kaffeesatz sehr. Aber der Kaffeegenuss ist deutlich »störungsanfälliger«. Ich brauche mehr Zeit und Ruhe, um ihn genießen zu können. Um nicht ständig Krümelchen im Mund zu haben, muss ich ihm mehr Zeit geben, bis sich der Kaffeesatz setzt. Mit jedem neuen »Reiz« (Milch, Zucker, Umrühren) braucht es erneut Zeit, um ihn trinken zu

können. Wenn ich zu viel Wasser reinschütte, läuft nicht einfach der Filterbehälter über, sondern es läuft alles in die Kanne, bis diese schließlich überläuft.
So stellen wir uns das oft vor. Die Gehirne nehmen nicht weniger auf, sondern mehr. Dafür »krümelt« es manchmal. Es entsteht eine Störung zum Beispiel im Miteinander. Weil sich die Reize, die Eindrücke von eben erst noch setzen müssen, bevor ich »trinken« kann. Bevor ich mich meinem Gegenüber widmen kann. Und wenn es dann doch zu viel wird oder gar widersprüchlich, dann laufe ich über. Ich raste aus. Ich ziehe mich zurück, oder ich igle mich ein. Aus Selbstschutz. Daraus schlossen nicht nur die Forscher, sondern auch wir, dass die vielen Reaktionen autistischer Menschen nicht unangemessen sind, sondern eine Schutzreaktion auf eine überfordernde Reizüberflutung.
Jegliches vermeintlich abweichende Verhalten wird aus diesem Blickwinkel fast zur logischen Konsequenz und nicht zur pathologischen Abweichung. Es ist vielmehr eine angemessene Reaktion auf eine überfordernde, unpassende Umgebung! Dieser Satz entfachte bei uns ein regelrechtes Gedankenfeuerwerk:

Eine angemessene Reaktion!
Keine Abnormalität? Keine Krankheit? Keine Behinderung? Einfach nur angemessen?
Also muss doch verdammt noch mal der Rahmen an das Kind angepasst werden und nicht das Kind an den Rahmen!

Wir befanden uns in einem regelrechten Gefühlschaos. Uns wurden die vielen Kinder und ihre verzweifelten Eltern bewusst. Was wird ihnen nur angetan? Es fühlte sich so beklemmend an. Das stellte jedenfalls so ziemlich alles auf den Kopf, was wir in Bezug auf Autisten und Autismustherapie bislang vermittelt bekommen hatten. Schon länger hatten wir viele Fragezeichen an dieses Thema gehängt.

Wir hatten Kindern, Jugendlichen, Eltern im Kern Folgendes gesagt: Du bist okay. Dein Kind ist okay, so wie es ist. Ganz egal, ob es die Diagnose Autismusspektrumsstörung bekommen hat oder nicht. Wir hatten viele Informationen geliefert, warum es keine Notwendigkeit gibt, daran zu verzweifeln und welche Ressourcen und Stärken vorhanden sind.

Ein Jugendlicher ist unseren Gesprächen offenbar aufmerksam gefolgt. Er stellte dann irgendwann die Frage: »Und warum brauchen Autisten dann eine Autismustherapie? Und was soll da überhaupt therapiert werden? Wenn ich doch okay bin, so wie ich bin, muss doch nichts geheilt werden, oder?!« – »Ja, Junge, du hast es erfasst!«, war unsere spontane Reaktion.

Wir bekamen eine regelrechte Gänsehaut! Genau das brachte es auf den Punkt. Was soll denn tatsächlich therapiert werden und wem dient dann eigentlich die Autismustherapie? Interessant ist also, was für Familien folgt, wenn es eine Diagnose gibt.

Unserer Erfahrung nach ist es oftmals so: Gibt es die Diagnose Autismusspektrumsstörung, dann »hilft« eine Autismustherapie, eine Verhaltenstherapie. Der Betroffene soll lernen, in der »realen« Welt der neurotypischen Menschen zurechtzukommen. Er soll zum Beispiel Mimik erkennen und deuten lernen, wie man in die Augen sieht, Freundschaften angemessen knüpft und pflegt. Nicht selten gibt es auch die Idee, dass bestimmte »unangemessene« Verhaltensweisen, Tics und Spleens »abtrainiert« werden können.

Nach einer AD(H)S Diagnose folgt nicht selten ein Medikationsangebot. Vorherrschendes Augenmerk ist oft die Konzentrationsfähigkeit, dicht gefolgt von der Impulskontrolle (speziell bei den hyperaktiven Menschen). Eine Verhaltenstherapie wird ebenfalls immer wieder angedacht, um eben auch die »unerwünschten« Verhaltensweisen zu reduzieren und zu einem strukturierten Leben zu verhelfen.

Ein kleiner Exkurs zur Medikation

Von der Hirnforschung konnten wir lernen, dass die hochsensiblen Wahrnehmer, wie Autisten und AD(H)S-ler, nicht zu wenig, oder gehemmt wahrnehmen, sondern verstärkt, intensiviert. Die »Verstopfung«, der »Stau« bei der Datenverarbeitung entsteht eben nicht aufgrund eines Defizits, sondern aufgrund eines Hochleistungsgehirns, welches überlastet wird. Vergesslichkeit, Schusseligkeit, Zerstreutheit haben nichts damit zu tun, dass die Information nicht im Gehirn ankommt, sondern dass dort so immens viele Informationen landen, dass nicht alle gleichzeitig verarbeitet und abgearbeitet werden können.

Was bewirkt in diesem Fall ein Medikament? In der Regel handelt es sich um Wirkstoffe, die das Gehirn pushen sollen. Also Amphetamine. Bei diesem Begriff gehen vermutlich bei vielen bereits Alarmglocken an. Da kommen einem vielleicht Drogen in den Kopf. Selbstverständlich ist ein Medikament überwacht, anders dosiert ..., aber die Grundsubstanz bleibt. Die Wirkung des Medikamentes soll eine erhöhte Konzentrationsfähigkeit zur Folge haben. Es soll tatsächlich Reize filtern. Studierende nutzten entsprechende Medikamente nicht selten, um Lernstress zu bewältigen und länger konzentriert arbeiten zu können. Eine gewünschte Wirkung ist also ersichtlich.

Wenn es aber doch so ist, dass bei AD(H)S bereits ein Gehirn vorhanden ist, was quasi alles aufnimmt, pusht das Medikament dies noch zusätzlich. Konzentration und Fokussierung scheinen dann besser zu gelingen. Was aber passiert mit den zusätzlich aufgenommenen Reizen? Weggefiltert sind sie dann oft nur für den Moment, bestenfalls den Schultag über. Weg sind sie dann aber noch lange nicht. Unzählige Eltern berichten von massiven Rebounds, wenn die Kinder nach Hause kommen. Nachdem die Wirkung des Medikamentes nachlässt, ist die Impulskontrolle noch weiter herabgesetzt. Dann fliegen zu Hause so richtig die Fetzen.

Wir stellen uns das oft vor wie bei einem Fluss mit Staubecken und Damm. Damit der Fluss seinen geregelten Gang nehmen kann und nicht überflutet, braucht es ein vorgeschaltetes Staubecken und einen massiven Damm. Der Damm lässt immer nur so viel Wasser in den Fluss, wie dieser bewältigen kann. Die klassische Beschreibung eines gut gefilterten, »neurotypischen« Gehirns. Wenn aber das Staubecken schon grundsätzlich mehr aufnehmen kann und der Damm deutlich weniger stabil, hoch, dick ist (verdoppelte Reizaufnahme), dann ist der geregelte Fluss in Gefahr. Dann kann das Medikament lediglich den Damm für einen gewissen Zeitraum verstärken. Es kann aber nicht die Kapazität des Staubeckens regulieren. Dann wird klar: Das Staubecken ist gerappelt voll, weil der Damm ja verstärkt wurde. Der Damm wird fragiler, wenn die Wirkung des Medikamentes nachlässt und bricht zusammen. Der Fluss ist außer Rand und Band – das hochsensible Gehirn ist überlastet.

Eine andere Veranschaulichung ist ein verstauchter Fuß und ein Schmerzmedikament. Wenn ich das Medikament morgens einnehme, um die Schmerzen meines verletzten Fußes zu unterdrücken, halte ich den Arbeitstag vermutlich durch. Nach Feierabend aber wird mir der Fuß umso mehr weh tun, weil ich ihn überlastet habe. Ich habe nicht darauf achten können, ob ich meinem Fuß zu viel zumute oder nicht. Die Schmerzunterdrückung hat es mir nicht ermöglicht, auf mich zu achten. Meine Arbeitsfunktionalität wurde aber erhalten. Das freut den Chef, die anschließenden Schmerzen sind mein Privatvergnügen.

Sprich: Eine Medikation wirkt. Aber sie löst die Ursachen nicht. Sie ermöglicht eine Funktionalität, die die grundlegende Überreizung aber noch verschärft. Dabei ist es für uns nahezu irrelevant, welche Diagnose festgeschrieben wird. Denn was wir aus Hirnforschungen entnehmen konnten, ist, dass es sich bei unglaublich vielen »Störungen«, ASS, AD(H)S und weiteren Diagnosen um das gleiche Grundphänomen handelt. Nämlich eine hochsensible Wahrnehmung!

Es bleibt einfach bei unseren Erkenntnissen: Die besondere Reizoffenheit, ein wenig gefiltertes Gehirn, ist die Grundlage vieler, als Störung beschriebener, Phänomene. Wie sich die Folgen einer Überreizung dann zeigen, ist individuell und kann dann eher dem einen oder anderen Störungsbild oder gleich mehreren zugeordnet werden. Viele Hilfsangebote sind daher aus unserer Sicht oftmals unzureichend. Sie bleiben an der Oberfläche, beziehungsweise sind nicht selten schlichtweg unpassend und weiter traumatisierend. Der Mensch wird mit seiner ureigenen Wahrnehmung einfach nicht erkannt als das, was er ist: hochsensibel! Er wird nicht anerkannt, nicht respektiert. Er wird verkannt und in eine Norm gepresst, in welche er so niemals passen kann.

Den Rahmen für diese Kinder, Jugendlichen und Erwachsenen anzupassen, ist oftmals die unbequemste und zuletzt gewählte Idee. Aus unserer Sicht aber DIE elementare »Therapie«! Schonung, Reizminderung und Bedürfnisorientierung könnten tatsächlich etwas verändern. Aber das würde ja schon wieder bedeuten, diesen lästigen Rahmen an den Menschen anzupassen und nicht umgekehrt. Abgelehnt, sagt der Verfechter der liebgewonnenen Struktur!

»Der Junge, der zu viel fühlte« lieferte uns weitere Erkenntnisse. Zum Beispiel, wie es um das Thema Angst steht. Auch hier fanden die Forscher Erstaunliches heraus. Durch die Verstärkung aller Sinneseindrücke verstärken sich gleichermaßen auch die Erinnerungen. Sie blieben teilweise ein Leben lang bestehen. Insbesondere die Negativerlebnisse. Traumatische Erfahrungen bleiben wie eingebrannt. Das bedeutet, dass verunsichernde, beängstigende, traumatische Erlebnisse nicht nur doppelt so intensiv wahrgenommen werden, sondern sie werden oftmals ein Leben lang erinnert, sind unauslöschlich auf der Festplatte gespeichert. Das würde dann auch für Erfahrungen in der frühesten Kindheit gelten. Diese Erfahrungen werden dann natürlich nicht mit dem Bewusstsein erinnert, sondern »lediglich« emotional. Informationen über den Auslöser werden wir wohl niemals erhalten. Auch das macht es schwer, Emotionalität nachzuvollziehen. Für uns und unsere Arbeit wurde jedoch immer klarer, dass weder die klassischen Ansätze für Autismustherapie noch viele andere Therapiemethoden greifen, wie es erhofft wird. Insbesondere für die Traumatherapie ein elementarer Hinweis. Ein echter Gamechanger.

Ich komme mit meiner persönlichen Art der Wahrnehmung auf die Welt.

Es spielt keine Rolle, ob sie der sogenannten neurotypischen, oder der autistischen entspricht. Die Grundlage wird sich nicht ändern. Es gibt jede Menge Menschen mit einem extrem sensibel wahrnehmenden Gehirn. Von Geburt an. Das bedeutet, dass keine Therapie daran grundsätzlich etwas ändern kann.

Aber es wird offenbar versucht. Man will die natürliche Reaktion der sensiblen Wahrnehmer so verändern, so therapieren, dass sie für unsere gesellschaftlichen und familiären Rahmen passen. Daraus resultiert dann die Antwort auf unsere vorhin gestellte Frage: Wem dient die (Autismus-) Therapie? Sie dient in erster Linie den gesellschaftlichen Systemen und dem sozialen Umfeld. Erst in zweiter Linie dem Betroffenen selbst. Es dient ihm lediglich insofern, dass er im besten Fall durch sein angepasstes Verhalten akzeptiert wird und (endlich) positive Rückmeldungen erhält.

Es gibt Menschen, die sensibler wahrnehmen als andere. Das ist nun klar.

Die Auswirkungen einer sensiblen Wahrnehmung sind offensichtlich sehr unterschiedlich. Das scheint dann wohl mit den

Persönlichkeitsmerkmalen, den Erfahrungen und der jeweiligen Lebenssituation, dem Rahmen zu tun zu haben. Die Unterschiedlichkeit wurde offenbar in den verschiedenen medizinischen Beschreibungen von Autismus festgehalten und definiert. Asperger-Syndrom, frühkindlicher Autismus, High-Functioning, Atypischer Autismus und einige weitere. Diese Abgrenzung in der Diagnostik wurde mit größerer Datenlage immer ungenauer und schwieriger. Heute versucht man es wieder mit einem Begriff: Autismusspektrumsstörung. Dieser wird nun im ICD 11 bzw. im DSM-5 (Die international anerkannten Klassifikationssysteme psychosozialer Diagnosen) als Synonym verwendet. In medizinischen Diagnoseberichten findet man aktuell jedoch immer noch die jeweiligen Unterscheidungen und Unterkategorien.

Verlassen wir dieses aus unserer Sicht fragwürdige Konstrukt der medizinischen Kategorien wieder. Wir haben schon früh gelernt: Kennst du einen (Autisten), kennst du einen! Aber im Ernst, das ist doch keine echte Erkenntnis, sind wir nicht alle einzigartig? Warum sollte das also bei sensiblen Wahrnehmern nicht so sein? Wir erkannten viele typische Gemeinsamkeiten, aber mindestens ebenso viele Ausnahmen und Einzigartigkeiten. Mit zunehmendem Wissen und neuen Erkenntnissen geschah etwas sehr Logisches. Die Zahl der sensiblen Wahrnehmer, der diagnostizierten Autisten, wurde immer größer. Viele Forscher sind sich mehr oder weniger einig, dass Autismus genetisch bedingt ist, also vererbt wird. Das konnten die Familien in der Regel bestätigen. Nicht etwa, dass die Erwachsenen auf Elternebene eine Diagnose hatten, aber viele Bereiche der Wahrnehmung der Kinder konnten auch sie benennen. Aus der eigenen Biografie und Anschauung ergaben sich viele Parallelen in der Wahrnehmung, Erlebnisse aus beiden Generationen bekamen mitunter einen roten Faden. Die Ausprägungen waren zwar nicht unbedingt immer die gleichen wie die der Kinder, aber die biografischen Unterschiede ergaben sich eher aus den verschiedenen

gesellschaftlichen Rahmenbedingungen und den damals gültigen Erziehungskonzepten. Familienintern führten diese Erkenntnisse zu mehr Verständnis zwischen Eltern und Kindern. In unserer therapeutischen Welt kamen tagtäglich mehr Autisten hinzu. In rauen Mengen sogar. Die meisten hatten zu Beginn unseres Hilfeprozesses keine Diagnose. Symptome erschienen retrospektiv aber dennoch in einem völlig neuen Licht. Wurde die sensible Wahrnehmung als Grundlagenthese angenommen, kamen Eltern neu miteinander ins Gespräch.
Ach, deswegen reagierst du immer so, wenn ...
Darum, geraten wir immer wieder in Konflikte, wenn ...
Daher verstehst du mich nicht, wenn ...

So wuchsen unsere Zahlen permanent weiter. Nach wissenschaftlichen Erkenntnissen schwanken die offiziellen Statistiken, die 1-3% der Weltbevölkerung im Autismusspektrum sehen. Einige Fachleute vertreten die Ansicht, dass ein Großteil davon niemals eine Familie gründen oder selbstständig wird leben können. Aha! Also auf nahezu 100% der Menschen aus dem Autismusspektrum, die wir kennenlernten, traf dies schon mal nicht zu. Somit kamen wir zu der Annahme, dass es deutlich mehr als diese 1-3% Menschen mit besonders sensibler Wahrnehmung geben müsste. Vorsichtig, hinter vorgehaltener Hand, trauten wir uns anfänglich von bis zu 10% zu sprechen. Im Austausch mit Autismus-Spezialisten aus anderen Ländern, kamen wir darin überein, dass es dann doch eher mehr als diese 10% seien. Irgendwann hatten wir den Eindruck, dass es vielleicht doch eher bis zu 30% sind. Wirklich so viele? Dabei zogen wir nicht nur die Menschen mit in Betracht, die wir in unserer Arbeit als Familientherapeuten kennenlernten, sondern in supervisorischen Einheiten in Institutionen, der Reflexion über deren Klientel (Kindergartenkinder, Schüler ...), unserem alltäglichen Leben und tatsächlich auch im gesellschaftlichen Leben (soziale Medien, Politik, Fernsehen ...). Irgendwann, und das machen wir nun bis heute, trauten wir uns, zu sagen: Wir gehen davon aus, dass die Menschheit geteilt ist. Man könnte auch sagen: Gut ausbalanciert. Denn mit geteilt meinen wir wirklich 50/50. In sensible Wahrnehmer und hoch sensible Wahrnehmer. 50% Menschen, denen viele Filter zur Verfügung stehen. Denen es leicht fällt, Reize zu filtern, auszublenden. Und 50% Menschen, denen die Fähigkeit innewohnt, besonders viele Reize wahrzunehmen, die dadurch herausgefordert sind in unserer reizüberfluteten Gesellschaft.

Es gibt viele verschiedene Bereiche, in welchen Menschen besonders sensibel wahrnehmen können. Manche Menschen sind es nur in einem Bereich und manchmal auch nur unter bestimmten Rahmenbedingungen. Andere wiederum sind in allen Bereichen hypersensibel. Die vermehrte Kapazität, Reize aufzunehmen, kann im akustischen, visuellen, sensorischen, gustatorischen oder/und auch olfaktorischen Bereich sein. Wir benennen nun einige Dinge, die wir im Laufe der Jahre kennengelernt haben.

Im Bereich der Akustik kennen vermutlich viele Menschen die Reizoffenheit. Hier ist aber nicht nur gemeint, dass laute Geräusche, Stimmengewirr etc. stressig sein können und Kinder sich dadurch die Ohren zuhalten. Man hört sie immer wieder sagen, es ist ihnen zu laut, um dann selbst laut zu werden. Es können oftmals die leisen Töne sein, die ein massives Störgefühl auslösen. Der kratzige Kugelschreiber des Mitschülers, die tickende Uhr, die Geräusche, die beim Essen entstehen (schmatzen, kauen, Geklapper mit dem Geschirr, Geräusche des Bestecks ...), die Atmung anderer Menschen, das Geräusch von elektrischer Spannung bis hin zu einem Geräusch, welches offenbar die Bewegungen der eigenen Augäpfel machen.
Um sich den Stresslevel vielleicht gut vorstellen zu können, ein Beispiel: Sehr viele Menschen reagieren stark auf das Geräusch einer Wespe oder Mücke. Hier löst das Geräusch eine massive

Reaktion aus. Körperlich wie emotional. Bei einer Wespe vielleicht noch eher nachvollziehbar, da ihr Stich ja durchaus schmerzhaft und manchmal sogar gefährlich ist. Der Körper reagiert also sinnvollerweise so stark auf dieses Geräusch. Bei der Mücke ist die Reaktion oftmals noch ärger. An Schlaf ist dann manchmal nicht mehr zu denken. Und das, obwohl der Mückenstich weit weniger bedrohlich, meist eher lästig ist. Bei den besonders sensiblen Wahrnehmern kann diese Reaktion jedoch auch auf etliche andere »normale« Geräusche erfolgen. Das Störgefühl, welches entsteht, der Stresslevel, der aktiviert wird, lässt sich jedoch vermutlich vergleichen. Wenn man nun Menschen zuhört, die in diesem Bereich sensibel reagieren, kann das dann schon mal so klingen:

»Ich habe gerade gehört, dass da drüben drei Meisen, dort fünf Spatzen und dahinten eine Elster geflogen sind. Zwei Fliegen und drei Bienen kamen vorbei. Es sind drei Autos hinterm Haus gefahren. Zwei Straßen weiter gräbt ein Bagger ein Loch und in der anderen Richtung wurde ein Laster entladen. Zwei Krankenwagen waren mit Martinshorn unterwegs. Dies aber nicht in unmittelbarer Umgebung. Jemand hat geschlürft beim Trinken, ein anderer laut geschluckt und alle haben unterschiedlich schnell geatmet. Darüber hinaus wurde gesprochen. Ich sollte dem Gespräch folgen und entsprechend auch passende Antworten auf mir gestellte Fragen geben. Gleichermaßen wird von mir erwartet, dass ich den Anwesenden ins Gesicht schaue und einen angemessenen Gesichtsausdruck habe.«

Hier hat die Person hauptsächlich die akustischen Reize beschrieben und noch keine Wertung vorgenommen, welche der Geräusche als eher angenehm oder unangenehm empfunden wurden. Auf visuelle, sensorische und olfaktorische Reize wurde dabei noch gar nicht eingegangen.

Die anderen Gesprächsteilnehmer hatten einige der Geräusche ebenfalls gehört, nicht unbedingt bewusst. Man kann sich eher erinnern, wenn darüber gesprochen wird. Viele der Eindrücke wurden nicht wahrgenommen. Für die Person, die ihre Eindrücke beschrieben hat, waren allein die akustischen Bereiche schon dazu geeignet, in Stress zu geraten. Selbstverständlich kommen nun auch noch die anderen Sinne hinzu. Reize über Reize. Nicht alle nehmen so ausgeprägt und zahlreich wahr. Es überrascht uns aber immer wieder, wie häufig dies dennoch auch in dieser Ausprägung anzutreffen ist.

Ein Beispiel aus der Schule:
»Ich befinde mich in einer Klasse mit weiteren 20-30 Mitschülern. Alle machen irgendwelche Geräusche (atmen, kippeln, schreiben, räuspern, schniefen, tuscheln, Stifte klappern ...). Die Wanduhr tickt. Das Fenster ist offen. Es ist windig, Vögel zwitschern, es gehen Leute vorbei und unterhalten sich. Der Hausmeister mäht den Rasen. Auf dem Flur läuft Frau Schmitz, das höre ich an ihren Schuhen und der Art, zu gehen. Ach stimmt, meine Klassenlehrerin spricht auch noch. Was hat sie gerade gesagt? Hat Tim eben was gesagt? Hat er mich gemeint? Eigentlich finde ich das Thema ja völlig uninteressant. Es langweilt mich. Oh, das Gezwitscher kenne ich ja noch gar nicht. Welcher Vogel könnte das wohl sein? Oh nein, jetzt benutzt Tim auch noch den nervigen Kugelschreiber. Mit dem klackert er immer rum. Hat meine Lehrerin gerade mich angesprochen? Oh nein, was sage ich jetzt nur? Das gibt jetzt wohl doch wieder eine schlechte Note.«
So oder so ähnlich ergeht es vielen Schülern, ohne dass sie sich darüber bewusst sind. Es wird oftmals vermutet, der Schüler habe grundsätzlich eine mangelnde Konzentrationsbereitschaft oder -fähigkeit. Aber er hört einfach unglaublich intensiv. Und, was sich viele nicht vorstellen können, alles in gleicher Intensität, und Lautstärke. Das Vogelgezwitscher und die Worte des Lehrers erklingen quasi stereo.

Der Bereich der visuellen Wahrnehmung ist ebenfalls sehr spannend. Auch hier kann man sich vorstellen, dass es zum Beispiel

Farben gibt, die einem nicht gefallen. Oder auch als besonders schön wahrgenommen werden. Das gilt auch für Bilder oder Muster, die stressig oder beruhigend wirken. Dann gibt es vielleicht auch noch ein Verständnis dafür, dass ich in einem riesigen Supermarkt oder Warenhaus überfordert sein kann mit dem unglaublich vielfältigen Angebot. Der unterschiedlichen Aufmachung der Verpackung, Angebotspreisen und der immer wieder anderen Anordnung von Warengruppen innerhalb der unterschiedlichen Anbieter. Möglicherweise noch getoppt durch üppige, leuchtende und glitzernde Weihnachtsdekoration. Da kann man dann schon mal geschafft sein vom Einkauf. Lassen wir jetzt mal außen vor, dass es dort vielleicht noch Menschenmassen gab, von denen man ständig angerempelt wurde. Es gab auch unterschiedlichste Gerüche, schreckliche Musik war zu hören und es war auch stressig, vielleicht ein paar Dinge nicht kaufen zu können, die auf meinem Zettel standen.

Was, wenn ich nun alle – ALLE! – Menschen, die mir entgegenkommen, detailfokussiert wahrnehme? Ich sehe, welche Kleidung sie tragen und das auch noch unangemessen zur aktuellen Außentemperatur und in farblich unmöglicher Zusammenstellung. Die Regale sind unlogisch angeordnet. Das würde ich ja ganz anders machen. Außerdem ist es viel zu hell im Geschäft. Da tun einem ja die Augen weh. Und dort auf der Verpackung ist auch noch ein Rechtschreibfehler. Wie kann man so etwas nur in den Verkauf geben? Jetzt bin ich so irritiert, dass ich den Artikel nicht mehr kaufen kann. Wenn die schon bei der Rechtschreibung Fehler machen, was machen die dann erst bei der Herstellung falsch?! Und das Plakat da vorne sowie nahezu alle Preisschilder sind schief. Und vor manchen Artikeln ist überhaupt kein Preisschild! Manche Preise werden als Angebot deklariert, kosten aber auch sonst das Gleiche. Das ist doch Verar ...! Und jetzt habe ich auch noch meine Nachbarin entdeckt. Die, die so gerne ein Schwätzchen hält, über Dinge, die mich noch nie interessiert haben. Stress pur. Gleichermaßen könnte es mir im Klassenraum oder Großraumbüro ergehen. Jede Menge Bewegungen, die alle in mein Bewusstsein eindringen. Schier unendlich viele visuelle Reize, welche ich alle wahrnehme und welchen ich mich nicht entziehen kann. Insbesondere dann nicht, wenn sie entweder mein Interesse, meine Neugier wecken, oder ich einen Fehler entdecke oder mir etwas unlogisch erscheint.

Wie steht es nun um die sensorische Empfindlichkeit? Relativ leicht nachvollziehbar ist es womöglich, wenn ich an ein kratziges Schildchen im T-Shirt denke, oder die kratzigen, rutschenden Strumpfhosen als Kind. Ein schmerzender Splitter im Fuß. Da leuchtet mir schnell ein, wie sehr dies meine Aufmerksamkeit bindet, meine Konzentrationsfähigkeit schwindet und ich in Stress geraten kann. Insbesondere dann, wenn ich an dem »Störenfried« gerade nichts ändern kann und weiß, dass ich das jetzt noch einige Stunden oder gar Tage ertragen muss. Was aber bedeutet es, wenn dieses Störgefühl schon ausgelöst wird, nur weil das Bettlaken eine kleine Falte wirft? Und zwar jedes Mal, wenn ich mich auch nur einen Millimeter bewege? Knöpfe an der Jacke sind, anstelle eines Reißverschlusses. Die Hose keinen weichen Bund hat. Ein Rollkragen oder ein Schal an meinem Hals jedes Mal nicht nur einen Würgereiz auslöst, sondern auch den Mageninhalt in Gang setzt. Dann muss sich nicht nur die Mutter umziehen, die mir beim Anziehen behilflich war, sondern auch ich – schon wieder. Es gibt Riesenpalaver, weil ich mich »angestellt« habe und wir schon wieder zu spät kommen. Was, wenn mein Lieblingsshirt, das einfach nur bequem ist und nirgendwo stört, kaputt oder zu klein geworden ist. Was soll ich denn dann nur anziehen. Es gab schon Eltern, die bei einer Bekleidungsfirma DAS Kleid der Tochter erneut haben produzieren lassen, weil es zu klein wurde und nicht mehr auf dem Markt zu kaufen war. Die Zahnbürste, die ein wahres Feuerwerk an Schmerz auslöst (ganz zu schweigen von der grauenhaften Zahnpasta). Die

Dusche eine reinste Folter ist, weil tausende und abertausende Nadelstiche auf mich niederprasseln. Die Temperatur überhaupt nicht einzuschätzen ist, denn nicht alle Teile meines Körpers sind ja gleichermaßen im Duschstrahl. Klebriger Duschvorhang und stinkendes Duschgel ebenfalls außen vorgelassen. Wie schön ist es da in einer Badewanne?! Da weiß man wenigstens, was auf einen zukommt. Übertrieben? Nein, keineswegs. Ausgedacht? Nicht im Geringsten. Alles Beispiele aus unserer Praxis. Das Empfinden von Wärme und Kälte ist nicht selten bemerkenswert. Wie auch das Schmerzempfinden. Für viele Vielfühler ist fast alles zu warm. Nicht selten wird der Winter sehr gemocht, weil dann endlich mal eine »angemessene« Temperatur herrscht. Und zwar für das Tragen von T-Shirt und kurzer Hose! Es gibt Menschen, die unter der Dusche einen unbändigen Schmerz empfinden. Die Wasser über dem Kopf in Angst und Panik versetzt, die aber gleichermaßen sich fast den halben Finger beim Möhre schneiden abtrennen und sich ungerührt wundern, warum plötzlich alles so rot ist. Die barfuß über den sommerheißen Asphalt laufen und später keine Erklärung dafür haben, warum sie Brandblasen unter den Füßen haben.
So gibt es unendlich viele sensorische Reize, die in ein Störgefühl münden können. Wärme, Kälte, Kleidung, Berührungen, Creme, Stoffe, Materialien, die ich anfassen muss. Eigentlich alles, was meine Haut berührt. Wie geht das also, zu ignorieren, was ich alles fühle? Und dabei noch entspannt bleiben? Am besten gleich entspannt, fokussiert, produktiv und gut gelaunt zusammen!

Wenden wir uns der Thematik riechen und schmecken zu. Was ist olfaktorisch und gustatorisch los? Was passiert, wenn etwas stinkt, kann sich jeder vorstellen. Übelkeit und Würgereiz können sich einstellen. Ich versuche in jedem Fall, dem Gestank zu entfliehen und das entsprechende Essen zu meiden. Was aber, wenn diese körperliche Reaktion ausgelöst wird durch alltägliche Gerüche? Und zwar auch solche, die andere

Menschen überhaupt nicht zu riechen scheinen. Vielleicht sogar, im Gegenteil, mögen. Ein Deodorant oder ein bestimmter Essensduft? Wenn ich nun im Klassenraum sitze und jemand ein Schulbrot in der Schultasche hat, welches in mir einen Würgereiz verursacht? Oder ich in einem Orchester spiele und ein anderes Mitglied ein Parfum benutzt, welches mir im wahren Sinne stinkt, mit entsprechenden Reaktionen meines Körpers. Konzentration und ein gutes Gefühl sind da wohl kaum möglich. Und je nachdem, in welchem Rahmen ich mich befinde, kann ich eben nicht flüchten, sondern muss mit meiner Übelkeit, meinem Kopfschmerz ausharren.

Beim Schmecken ist es auch nicht viel besser. Es gibt Lebensmittel, die ich einfach nicht mag. Ist noch ok. Was aber, wenn die Anzahl der verabscheuten Lebensmittel zunimmt und die Anzahl der gemochten übersteigt? Es kommen oft visuelle und sensorische Herausforderungen hinzu. Sicher kennt jeder Kinder, bei denen sich die Lebensmittel auf dem Teller nicht berühren dürfen. Es darf keine Soße dabei sein, oder Lebensmittel werden aufgrund ihrer Farbe verabscheut. Manchmal ist es jedoch auch nicht nur der Geschmack, der Geruch, oder die Farbe, sondern die Konsistenz. Möhren sind zum Beispiel ok. Aber nur roh. In keinem Fall gekocht. Käse darf nicht auf dem gleichen Teller liegen wie die Wurst. Es gibt einen ganz bestimmten Teller, auf dem das Essen sein muss. Oder ein ganz bestimmter Teller darf es in keinem Fall sein. Die Pizza des Bruders darf nicht gleichzeitig mit der eigenen Pizza im Backofen sein. Das Brot kann nicht gegessen werden, weil das Messer das Brettchen berührt hat, wo das Wurstbrot der Schwester darauf liegt. Diese Störgefühle der Betroffenen stoßen meist auf wenig Verständnis. Die pädagogische Stimme antwortet gerne mit Ratschlägen und Weisheiten. »Man muss alles mal probieren.« »Stell dich jetzt nicht so an.« »Immer diese Rosinenpickerei.« Es gibt sicherlich noch viele Formulierungen, die in die gleiche Richtung deuten. Die pädagogische Krönung: »Sonst gibt es keinen Nachtisch.«

Die Herausforderung für den Vielfühler ist aber enorm und kann in manchen Fällen bis zu einer ernsthaften Essstörung führen. Aus unserer Erfahrung jedoch oft nicht dadurch, dass Eltern dem Kind die Entscheidungsgewalt überlassen haben und akzeptiert haben, dass es eine Abneigung, ein massives Störgefühl hat, sondern eher dann, wenn krampfhaft versucht wurde, den »Tic«, die »Marotte« abzugewöhnen. Bei der Ernährung ist es jedoch sehr schwierig. Mancher Essensplan wurde von Kindern extrem eingeschränkt. Bis hin zu einer kompletten Nahrungsverweigerung, und dies schon bei kleineren Kindern. Ein Erklärungsansatz ist auch hier die Reizüberflutung. Wenn sich die Nahrungsmittel auf dem Teller beispielsweise nicht berühren, dann weiß ich auf jeden Fall, wie etwas schmeckt, wenn ich es esse. Der Geschmack ist pur, unverfälscht. Ich weiß, was auf mich zukommt und ich bin weniger verunsichert und habe keine Geschmacksexplosion, welche mich stressen würde.
Das könnte erklären, warum etliche Kinder Fertigprodukte bevorzugen, denn dieser Geschmack ist immer gleich. Ob dem Kind diese Zusammenhänge klar sind, ist unwahrscheinlich. Es folgt vermutlich eher seinem Gefühl, was ihm guttut. Wenn dies jedoch von den Eltern ignoriert wird, kann das schnell dazu führen, dass das in weiteren Lebensbereichen versucht, Klarheit, Kontrolle, Sicherheit zu erlangen, was in der Folge zu weiteren Schwierigkeiten führt.

Zu all diesen Reizen, welche an sich schon ein Störgefühl auslösen können, kommt dann noch der Bereich der sozialen Rahmenbedingungen. Wie geht es mir heute? Befinde ich mich gerade in einem vertrauten Umfeld, in welchem ich mich wohlfühle und entspannt bin? Oder sind hier zu viele Menschen? Fremde Menschen? Menschen, die ich nicht mag? Wie ist die Atmosphäre? Welche Emotionen nehme ich von den anderen wahr? Was wird von mir gerade erwartet? Wenn in meiner Umgebung etwas ist, was mich verunsichert, stört, stresst, werden auch meine anderen Sensibilitäten noch geschärft und potenzieren sich. Aus diesen Reizüberflutungen ergeben sich dann weitere Herausforderungen, die im Alltag dann als »abweichende/gestörte/krankhafte/defizitäre« Symptome identifiziert werden.

Es gibt also eine besondere Fähigkeit im Bereich der Aufnahme von Reizen.

Fähigkeit klingt erstmal gut. Ich kann etwas und das vermutlich noch besonders gut. Gut hören, sehen, fühlen, riechen, schmecken. Das scheinen doch sinnvolle Eigenschaften für ein Lebewesen zu sein. Was führt nun dazu, dass es nicht mehr als Fähigkeit wahrgenommen wird, sondern als Übersensibilität, als Defizit, als Herausforderung? Welche Folgen können dann aus dieser Fähigkeit resultieren, die nicht mehr als positiv erlebt werden kann?

Pauschal lässt sich auf die erste Frage antworten: Ein unpassender Rahmen. Ein Zuviel an Reizen führt in die Überforderung. Die Menge an Informationen kann in der Kürze der Zeit nicht verarbeitet werden. Neudeutsch könnte man dies als »Burnout« bezeichnen. Manches Burnout entsteht nach Jahren der Überreizung, andere entstehen quasi täglich aufs Neue.

Die zweite Frage ist sehr viel komplizierter zu beantworten. Alleine schon deswegen, weil jeder Mensch individuell und einzigartig ist.

Packen wir es mal von der einen Seite an. Das, was als Symptomatik beschrieben wird. Bei den Vielfühlern wird von außen betrachtet eine ausgeprägte Ich-Bezogenheit, ein gesteigertes Autonomiebedürfnis und eine starke Bedürfnisorientierung wahrgenommen. Das, was landläufig gerne in Verbindung mit Autismus gebracht wird. Wird dies nun in Bezug zu dem gesetzt, was eben beschrieben wurde, dann wird Folgendes schnell klar: Viele Reize verursachen maximalen Stress. Das kann vermutlich jeder nachvollziehen. Die Formel lautet: Je höher der Stresslevel, desto weniger empathisch. Im Zweifel ist es dann sogar egal, wie es dem Gegenüber geht. Das Bedürfnis ist, für sich zu sorgen. Ziel ist, das eigene Wohlbefinden (wieder-)herzustellen. Der enorme Stress, der Druck soll nachlassen. Je schneller jemand in einem Störgefühl ist, desto höher wird der empfundene Stresslevel sein. Egoismus, Aggression, Empathielosigkeit können folgen und die Spirale dreht sich weiter. Weder mangelnde Regelkonformität, noch Egoismus, noch eine Persönlichkeitsstörung sind der Grund. Es bedeutet, das Verhalten ist ein Ergebnis von Überreizung und nicht Ausdruck der grundlegenden Persönlichkeit.

Natürlich gibt es eher extrovertierte und eher introvertierte Persönlichkeiten. Die konkrete Reaktion auf Reize steht auch damit in Zusammenhang. Ein Effekt der Fähigkeit der maximalen Reizaufnahme ist, dass ich besonders detailfokussiert bin. Je mehr Details ich wahrnehmen kann, desto herausfordernder wird es, das »Große Ganze« zu erfassen. Möglich ist es selbstverständlich, aber erst, nachdem ich quasi alle Details erfasst habe. Und das braucht Zeit. Oder es braucht eine ganz klare Begrenzung, um welche Details ich mich kümmern soll. Aber schon das Ausblenden der übrigen Details kostet Kraft, Energie und Konzentration. Die Detailfokussierung führt jedoch dann schnell dazu, dass es viel um Fakten geht und die soziale Komponente schon mal schneller aus dem Blick gerät. Weil Menschen widersprüchlich sind, doppeldeutig, unvorhersehbar, spontan, unzuverlässig und damit schwer einzuschätzen sind. Vor allem sind sie anstrengend. Sie rauben Energie. Es ist wie Stochern im Nebel. Verunsichernd.

Aus der Detailfokussierung resultiert daher der Wunsch nach Vorhersehbarkeit, Beständigkeit, Klarheit, Eindeutigkeit, Sicherheit. Fakten helfen. Bedeutet aber auch, dass Veränderungen jeglicher Art zur Herausforderung werden, weil ja jedes neue Detail wieder neu sortiert werden muss und in die bestehenden Abläufe und Muster etc. integriert werden muss.

Es können sich Ängste entwickeln, aufgrund von Negativerfahrungen, die sich immer mehr intensivieren, weil ich mich immer häufiger schlecht fühle. Oder weil ich in immer wieder veränderten neuen Situationen einen enormen Kraftakt vollführen muss, um mich zu orientieren. Es kann sich so anfühlen, als würde ich täglich auf einer unbekannten Insel, in einem fremden Land landen und müsste immer wieder von vorne anfangen, mich zu orientieren. Ich weiß nicht, ob dort Menschen leben und falls ja, sind sie mir freundlich gesonnen? Leben hier wilde Tiere? Sind diese gefährlich? Bekomme ich hier Nahrung? Welche Sprache wird hier gesprochen? Welche Sitten und Gebräuche herrschen hier vor? Ganz schön anstrengend und auch beängstigend.
Aus dieser Angst kann sich eine Phobie entwickeln und ich ziehe mich immer mehr zurück, oder ich beginne immer mehr, Dinge in meinem Leben zu kontrollieren, um wenigstens etwas Sicherheit zu haben. Ich muss dann ständig Fragen stellen, alles sortieren, ich brauche feste Rituale, brauche klare, unverrückbare Fakten, zähle Kalorien, teile mein Essen ein, betreibe Sport, bei welchem sich meine Erfolge abmessen lassen, stürze mich immer tiefer in Arbeit ... Das alles soll meinem Stresslevel entgegenwirken, ihn senken. Da aber all diesen Dingen oft kein Ende gesetzt ist, macht die Unendlichkeit, die Grenzenlosigkeit erneut Stress. Wenn der Stress also nicht abnimmt, wenn ich weiterhin reizüberflutet bin, kann es passieren, dass sich sogenannte Angst-/Zwangsstörungen entwickeln. Um irgendwie den Kopf über Wasser zu halten und ein wenig Sicherheit zu erlangen. Wenn dann auch noch Anforderungen an mich gestellt werden: sei freundlich, teile deine Spielsachen, benimm dich, räume dein Zimmer auf, konzentriere dich, hör mir zu, mach deine Hausaufgaben ... ist ein Zustand erreicht, der nicht selten Depressionen, Aggressionen, Burnout, irgendwann Lebensmüdigkeit nach sich ziehen kann. Therapien sind dann dazu da, das zwanghafte, ängstliche, abweichende Verhalten »abzutrainieren«. Verhaltenstherapie marsch!
Genau dieses »Training« führt jedoch oft zu noch mehr Stress,

denn mir wird ja vor Augen geführt, dass ich es nicht richtig mache, nicht richtig fühle. Warum kann ich nicht das, was alle können? Im Bemühen, mich an das zu halten, was die Therapeuten mir sagen, gerate ich weiter in Stress. Ich möchte ja alles richtig machen, damit ich nicht mehr gestresst bin und endlich akzeptiert bin!

Zusammenfassend lässt sich herausforderndes Verhalten somit als Schutzreaktion verstehen. Wut, Aggression, Rückzug ... sind ein Ausdruck von: Ich kann nicht mehr! Die Kompensation manifestiert sich im sozial auffälligen Verhalten. Wer Angst hat, sucht die Kontrolle. Wer im undurchschaubaren Graubereich den Überblick verliert, neigt zum Schwarz-Weiss-Denken. Wer Schwierigkeiten mit dem Koordinatensystem hat, der braucht immer wiederkehrende Gewohnheiten und hasst alle spontanen Veränderungen, insbesondere, wenn sie nicht mit seinem Bedürfnis gekoppelt sind. Wer mit seiner detailfokussierten Wahrnehmung ständig damit auffällt, den sozialen Kontext fehlzuinterpretieren und damit negatives Feedback wie ein Magnet anzieht, wird sich zurückziehen. Wer im Zusammenleben mit anderen um seine Bedürfnisbefriedigung fürchten muss, wird ein gesteigertes Autonomieverhalten an den Tag legen, was im sozialen Sinne als inakzeptable Egozentrik und rücksichtsloser Egoismus gebrandmarkt wird.

Diese Erkenntnisse haben uns vor viele Fragen, Herausforderungen und Widerstände geführt.
Die zentrale Erkenntnis jedoch blieb und manifestierte sich bei uns immer weiter. In der Folge haben wir ab sofort immer seltener von Autismus gesprochen. Wir sprechen nun von sensiblen Wahrnehmern. Oder wie uns eine Großmutter einmal im Gespräch sagte, von »Vielfühlern«. Endlich durften und konnten wir

den Fokus auf Fähigkeiten legen und das allein schon durch die Ansprache.

Wichtig ist uns dabei, und deswegen sei es hier ausdrücklich erwähnt: Das Leid der Familien, die Herausforderungen, die Schmerzen waren und sind damit weder verschwunden, noch sollen sie kleingeredet werden. Eines ist klar. Eine sensible Wahrnehmung kann Fluch und Segen gleichermaßen sein. Und in der Welt, in welcher wir leben, ist es offenbar zunehmend eher ein Fluch. Was heißt denn »in der Welt, in der wir leben«? Diese Frage beantwortet sich fast automatisch, wenn wir ein Stück weiterdenken, mit folgenden Überlegungen. Angenommen, eine sensible Wahrnehmung ist uns von Geburt an gegeben, darauf deutet für uns alles hin, dann ist sie im Ursprung kein Defekt, sondern eine Fähigkeit. Wieso wird sie dann zur »Störung«? Irrt sich die Natur? Ist diese hochsensible Wahrnehmung ein Fehler? Und was bedeutet dies für unser Zusammenleben?

Die Herleitung

Ist die sensible Wahrnehmung also eine Laune der Natur, oder sogar ein Fehler? Hierzu haben wir eine Entwicklungshypothese aufgestellt. Sie ist weder wissenschaftlich belegt noch erheben wir damit einen Anspruch auf Wahrheit. Aber es erscheint uns als eine plausible Erklärung, warum die Natur sich so ein Gehirn ausgedacht hat, das sehr viele Reize zulässt.

Unsere Hypothese leiten wir wie folgt her:
Menschen waren in der Natur ein ziemlich wehrloses Tier. Nicht sonderlich schnell. Keine Reißzähne. Keine Krallen. Kein dickes Fell. Kein Giftstachel. Wie also konnte es uns gelingen, in der doch recht feindlichen Umwelt zu überleben? Der Daumen scheint nach wissenschaftlichen Erkenntnissen ein ganz wichtiger Punkt zu sein. Dazu kommt unser Gehirn, welches in der Lage zu sein scheint, Pläne für die Zukunft zu schmieden, sich Werkzeuge auszudenken und diese zu entwickeln. Auch darüber hinaus ist unser Gehirn zu ganz wundervollen Dingen in der Lage, die uns das Überleben wohl leichter gemacht haben.
Aber was ist mit der sensiblen Wahrnehmung? Natürlich haben Tiere die auch. In bestimmten Bereichen sogar noch weit ausgeprägter. Unsere Kombination scheint aber für unseren Kontext besonders hilfreich gewesen zu sein: Ich höre gut. Ich rieche gut. Ich bin in der Lage, sehr viele Details wahrzunehmen. Ich bin konzentriert (zum Beispiel auf das Tier, welches ich jagen möchte). Und gleichermaßen ablenkbar, denn ich kann darauf achten, dass kein anderes Tier mich tötet. Ich nehme feinste Reize auf der Haut wahr, damit ich eventuell auf Windveränderung und damit Witterungsveränderung reagieren kann. Darüber hinaus merke ich mir Details sehr gut. Wie bin ich an diese Stelle gekommen? Welche Beeren sind giftig? Und viele Dinge mehr. Diese Fähigkeiten waren den Menschen vermutlich zu eigen. Ein wenig gefiltertes Gehirn ist also sinnvoll, um in der Natur zu überleben.

Ursprünglich waren mehrheitlich die Männer unterwegs, um zu jagen. Oft tage- oder gar wochenlang. Während sich die Frauen um die Familie kümmerten. Hier war ebenfalls ein hohes Maß an sensibler Wahrnehmung gefragt. Wer braucht was? Wer ist gesund, wer krank? Nähert sich eine Gefahr? Gleichzeitig bedurfte es der stetigen Absprache. Schließlich lebten mehrere Menschen in der Höhle zusammen. Das bedeutet, der ein oder andere Filter im Gehirn ist hilfreich, um in der Gemeinschaft nicht mit Reizen überflutet zu werden. Aus der großfamiliären Höhle wurde ein Zusammenschluss mehrerer Familien. Es entstanden Gemeinschaften, Dörfchen, Dörfer, Städte, Metropolen und dann unsere globale Welt. Konnte da die Entwicklung von mehr Filtern im Gehirn mithalten? Wir sind sicher, dass es auf diese Frage nur eine Antwort gibt: Nein!

Die Evolution ist eine recht langsame Entwicklung. Langsamer als die Entwicklung unserer Menschheitsgeschichte. Somit wäre es nur allzu logisch, dass in unserer heutigen Welt viele Gehirne überreizt sind. Das wird vermutlich auch kaum jemand in Abrede stellen. Dass es Menschen gibt, die sensibler = auffälliger reagieren, ist aktuell trotzdem eher als Defekt beschrieben. Richtiger wäre es aber, dies als unsere ursprüngliche Disposition zu begreifen, als unsere eigentliche Wahrnehmung. Diejenigen, die mehr Filter entwickelt haben, haben in der großen Gruppe Glück. Gleichzeitig haben sie damit aber auch viele der eben beschriebenen Fähigkeiten eingebüßt.

Unser Erklärungsmodell heißt also: Ursprünglich waren wir Menschen alles besonders sensible Wahrnehmer.
Bei genauer Betrachtung erklärt sich so die Existenz der hochsensibelsten Menschen vermutlich recht klar und eindeutig. Wir bezeichnen sie als Schamanen, Seher, Medizinmänner oder Heiler. Selbstverständlich betrifft das auch hier Frauen wie Männer. Nicht selten erfährt man über diese besonderen Menschen, dass

sie etwas abseits der Gruppe gelebt haben. Sie bewohnten ein Zelt allein, oder hatten zumindest eine besondere Rückzugsmöglichkeit. In unserem Kontext war das an dieser Stelle bereits das Zeichen dafür, dass diese besonderen Menschen sich schützen mussten. Wie bei den schon beschriebenen Kindern. Schutz vor der Reizüberflutung. Damals wie heute lässt sich hier eine Parallele ziehen.

Wenn wir dies nun in Bezug setzen zu aktuellen Hirnforschungsergebnissen und unserem Erleben wird folgendes deutlich: Vermutlich gab es bei diesen Menschen eine massiv verstärkte Hirnaktivität. Nicht verdoppelt, sondern vervielfacht. Diese Menschen haben Dinge wahrgenommen, welche die »Mehrheit« nicht wahrgenommen hat. Sie wurden dafür verehrt. Später in der Geschichte wohl eher gefürchtet und auch gehasst.

Kommen wir zu den Jägern. Vermutlich haben auch diese Menschen es genossen, nicht permanent im Trubel der Gruppe zu sein. Sein zu »müssen«. Ziemlich wahrscheinlich war da kein ständiges Bedürfnis nach Kommunikation und Austausch. Sensible Wahrnehmer auch hier. Mit dem Bedürfnis sich vor Reizen zu schützen. Ganz sicher war die Fähigkeit, sensibel wahrzunehmen, eine große Hilfe dabei, erfolgreich zu jagen. Zum Wohle im Übrigen für die gesamte Gemeinschaft. Ohne Jäger, die für Nahrung sorgen, hätte es für die Sippe schnell schlecht ausgesehen.

Dann gab es weitere Spezialisten. Menschen, die Werkzeuge herstellten. Sie tüftelten stets daran, wie man das Leben verbessern und vereinfachen konnte. Die ersten Schiffsbauer sind dafür sicher ein gutes Beispiel. Auch diese Spezialisten suchten, zumindest wenn man Büchern, Filmen und Erzählungen folgt, immer wieder den Rückzug. Eine wahrscheinlich unumstößliche Voraussetzung um zu erfinden. Auch hier: Wiederum zum Nutzen für die ganze Gemeinschaft.

Wenden wir uns nun einer anderen Gruppe zu. Betrachten wir die Netzwerker. Das sind die Menschen, die eine Familie, eine Gruppe, am Ende die ganze Gemeinschaft zusammenhielten.

Jene, die für das Gemeinwohl sorgten. Sich um alle Belange kümmerten. Für die Gemeinschaft, aber selbstverständlich auch für sich selbst. Menschen, die auf das große Ganze achteten. Auf die Ausgewogenheit der unterschiedlichen Bedürfnisse. Auf die Balance der Gruppe. Mit Ideen von Streitschlichtung, Kompromissen und Versöhnung. Also eher ganzheitlich, sozial, dem Erhalt der Gruppe verpflichtet. Spezialisten und Netzwerker also. Was wäre wohl passiert, wenn Thomas Alva Edison beim Entwickeln der Glühbirne niemanden gehabt hätte, der ihm zwischendurch mal eine Suppe vorbeigebracht hätte? Vielleicht wäre er im Tunnel seiner wissenschaftlichen Experimente verhungert. Ein stetiges gemeinschaftliches Kochen dagegen hätte die Sippe zwar wunderbar genährt, aber das Essen würde vermutlich noch immer im Dunkeln eingenommen werden.
Alles in allem, etwas vereinfacht dargestellt, bildeten beide Typen eine wunderbare Kombination unterschiedlicher menschlicher Eigenschaften. Wahrscheinlich hat diese Konstellation sehr gut funktioniert und uns zum »erfolgreichsten Tier« in der Natur gemacht.

Uns zumindest leuchtet ein, dass es sinnvoll scheint, Menschen mit verschiedenen Fähigkeiten zu haben. Menschen mit verschieden feiner Wahrnehmung. Diese Vielfalt vereint und dient der gemeinsamen Weiterentwicklung, wenn sie nicht ausgegrenzt oder bekämpft wird. Sie dient dann Allen. Dazu allerdings braucht es offenbar verschiedene Lebensräume. Unterschiedliche Rahmenbedingungen. Nur so können alle gut gedeihen und letztlich gut miteinander leben. Je mehr Menschen wir wurden, desto schwieriger wurde das. Die Rückzugsräume wurden kleiner. In früheren Zeiten gab es gute Möglichkeiten, durch seine Berufswahl einer Überreizung zu entkommen. Man denke da an den Cowboy, der monatelang ziemlich frei, mit sehr geringer sozialer Anforderung durch die Lande zog. Vielleicht ist der Trucker heute das moderne Pendant dazu? Auch mit Fähigkeiten im wissenschaftlichen oder musischen Bereich war es erlaubt, in den Rückzug zu gehen. Künstler, Erfinder und Gelehrte wurden anerkannt in diesem Bedürfnis der Ruhe. Der Gesellschaft schien irgendwie klar zu sein, dass dies notwendig ist. Was aber, wenn man kein »Genie« ist? Oder wenn es die gesellschaftliche Stellung nicht ermöglicht, sich Freiräume zu schaffen. Dann hat man zu funktionieren, muss der Gruppe dienlich sein. Für einige Menschen funktioniert das gut und ohne Probleme. Für andere jedoch ganz und gar nicht.

Darüber haben wir uns viele Gedanken gemacht, wenn wir mit Familien arbeiteten. Die Frage war, wie schon beschrieben, meist die Gleiche: Warum funktioniert mein Kind nicht so, wie ich es erzogen habe und wie ich und auch die anderen es erwarten? Warum sprengt es die vorgegebenen und anerkannten gesellschaftlichen Rahmen?
Wir haben uns Gedanken über die Wahrnehmung von Menschen gemacht. Darüber, wie die Lebensbedingungen sind und ob diese tatsächlich passend sind. Müssen Kinder therapiert werden, oder braucht es »nur« einen anderen Rahmen? Wenn wir tatsächlich mit unserer ganz persönlichen Wahrnehmung und entsprechend vielen oder weniger Filtern im Gehirn geboren werden, dann kann doch nicht ein und derselbe Rahmen für alle passend sein. Oder?!

Ein weiteres Bild, welches uns in den Sinn kommt: Wenn ich in Deutschland erwarte, dass eine Orchidee im Garten genauso wächst und den gleichen Pflegeaufwand benötigt wie Efeu, dann werde ich feststellen, dass ich mich geirrt habe. Nicht weil die Orchidee defekt ist oder sich anstellt, sondern weil sie einen anderen Rahmen, eine andere Umgebung braucht. Im Dschungel überlebt sie problemlos ohne jegliche äußere Pflege.

Was hatten wir also zusammengetragen?

- Es gibt Menschen, die eine sensiblere Wahrnehmung haben als andere.
- Diese Wahrnehmung lässt viel mehr Reize zu, als man angenommen hat.
- Durch diese Reizüberflutung entstehen Schwierigkeiten. Für den Menschen selbst, aber auch für die Menschen in seinem Umfeld.
- Diese besonders sensible Wahrnehmung haben wir von Geburt an und sie wird vererbt.
- Persönlichkeit und Umgebung, Rahmenbedingungen und Erfahrungen spielen eine Rolle in den Ausprägungen.
- Die Wahrnehmung an sich ist nicht veränderbar und scheinbar urmenschlich. Sicher ist dies entsprechend kein Defekt.

Was bedeutet das für uns? Welche Schlüsse sind daraus zu ziehen?

Menschen haben seit jeher eine verschieden stark ausgeprägte sensible Wahrnehmung. Der eine hat mehr, der andere weniger Reizfilter. Dennoch sind diese Züge bei jedem Menschen vorhanden.
Wenn wir mal davon ausgehen, dass alle autistischen Menschen diese hochsensible Wahrnehmung haben, dann wäre es auch logisch, dass auch alle anderen Menschen hier und da autistische Züge haben. So heißt es zumindest oft: Sind wir nicht alle irgendwo, irgendwie autistisch? Ja, klar. Denn wenn diese Wahrnehmung unsere ursprünglich menschliche Wahrnehmung ist, dann haben wir hoffentlich alle noch etwas davon!

Unsere Schlussfolgerung aus den Erkenntnissen der Wissenschaft, unserer Erfahrungen und unseren Herleitungen lautet dementsprechend:
Es gibt nicht nur ein paar dieser hochsensiblen Wahrnehmer. Es ist vielmehr etwa die Hälfte der Menschheit, die so tickt. Mehr oder weniger stark ausgeprägt und mehr oder weniger mit Schwierigkeiten behaftet.

Was also, wenn die Hälfte der Menschheit besonders sensibel, quasi wie autistisch ist?
Dann sprächen wir plötzlich nicht mehr von einem Phänomen, sondern von einer zweiten Norm! Warum sollte diese zweite Norm es nicht verdient haben, genauso gewürdigt zu werden? Nämlich als integraler Bestandteil von Menschsein. Der passende Begriff dafür lautet: neurodivers. Stattdessen findet sie sich in einem Buch für psychische Störungen wieder! Diese zweite menschliche Norm muss neu definiert und betrachtet werden.

Dies war die Geburtsstunde unserer Metapher von Wolf und Bär!

Die Umdeutung

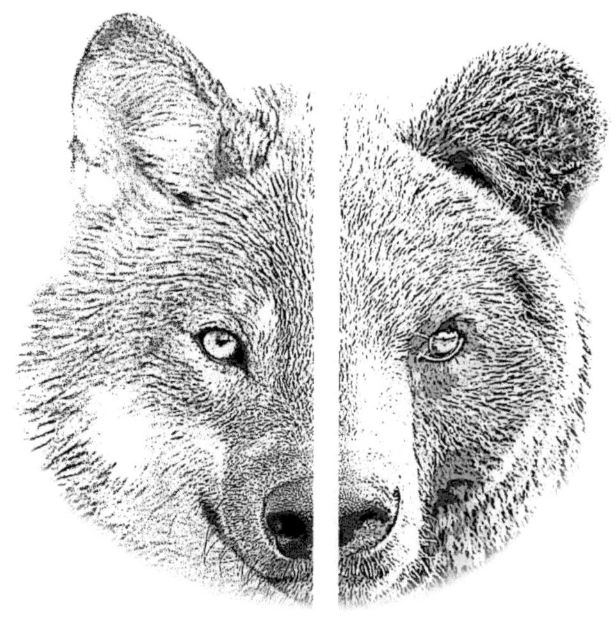

Es war also an der Zeit, neue Begrifflichkeiten zu finden, die wir nutzen können, um begreiflich zu machen, was wir so unumstößlich fühlten. Sensible Wahrnehmung als Grundlage klang erst mal konstruktiv, aber noch so wenig griffig und übertragbar. In unserer Arbeit ist die Nutzung von Bildern und Metaphern schon immer ein wichtiges Mittel. Sie sind schön eingängig und helfen, komplexe Sachverhalte verständlich zu machen. Sie entsprechen beispielsweise der Hypnotherapie nach Milton Erickson. Dies ist unserer Meinung nach eine sehr wirksame Methode therapeutischer Arbeit.

Auf dem Weg zu unserer Metapher haben wir zunächst verschiedene Tiere zur Hilfe genommen. Anfänglich waren sie noch sehr unterschiedlich – sowie auch das Verständnis von Menschen mit und ohne Diagnose stärker voneinander abweicht. Wir starteten mit dem Bild von Pinguin und Kamel, die sich verlieben. Die große Herausforderung der Beiden: Wie können wir mit unserer Unterschiedlichkeit und unseren unterschiedlichen Lebensräumen zusammenleben? Das Kamel bräuchte schon eine besonders leistungsstarke Heizung und prima Schuhwerk, um in der Antarktis nicht festzufrieren. Der Pinguin hätte seine liebe Müh, die gewaltigen Strecken in der Wüste ohne Wasser und im heißen Wüstensand zu bewältigen.

Klar wäre, dass beide im Lebensraum des anderen viel Verständnis und Unterstützung erhalten müssten, um nicht unterzugehen. Hinzu käme, dass, egal wie lange sie im anderen, für sie »falschen«, Lebensraum wären, sich niemals ihre Natur ändern würde. Nie würde das Kamel tauchen oder der Pinguin Wasser speichern. Aber auch bei diesem Bild war schon klar: Beide sind völlig in Ordnung, intakt und keineswegs defekt oder krank. Aber diese Tiere hatten nicht so viel mit den menschlichen Eigenschaften zu tun, über die wir sprachen. Das Bild war es noch nicht.

Geholfen hat uns dann ein geläufiger Satz, den wir im Zusammenhang mit Autismus bereits kannten: Katzen sind autistische Hunde. Beides wunderbare (Haus-)Tiere, aber doch recht unterschiedlich.

Der Hund ist ein gruppenaffines Familienmitglied, welches sich ins Rudel Familie eingliedert. Er ist mit »Pädagogik« zu erreichen. Mittlerweile gibt es massenhaft Hundeschulen und jede Menge Erziehungsratgeber. Der Hund ist in seinem Wesen sozialorientiert. Er folgt dem Menschen auf Schritt und Tritt und zieht seine Energie aus der Gruppe und der Beziehung zum Menschen. Daher orientiert er sich an den menschlichen Vorgaben und ist bereit, zu lernen. Somit verbildlicht der Hund den Prototypen eines neurotypischen Menschen.

Wie ist es denn bei der Katze? Die Katze hat zwar auch Lieblingsmenschen, aber im Zweifel ist der zweibeinige Dosenöffner austauschbar. Fahren wir in Urlaub und der Nachbar füttert die Katze, ist er geduldet, Hauptsache, die Dose geht auf. Und Katzenschulen sucht man bislang vergeblich, weil sich die Katze als Freigänger auf sich selbst bezieht und ihre Autonomie priorisiert. Die Kuscheleinheiten beim Menschen holt sie sich nur dann, wenn sie Lust darauf hat. Im gegenteiligen Fall könnte es dem Menschen passieren, dass er Bekanntschaft mit den scharfen Krallen macht. Energie zieht sie aus der Ruhe und der Selbsterfahrung in Freiheit. Wer schon einmal versucht hat, der Katze beizubringen, nicht auf den Tisch zu springen, wird festgestellt haben, dass sie sich höchstens kurzfristig der größeren menschlichen Macht beugt. Sie ist aber nicht wirklich bereit, das menschliche Anliegen zu berücksichtigen. Sie wird bei nächster Gelegenheit wieder auf den Tisch springen. Ihr Bedürfnis hat IMMER Vorrang. Dies macht sehr deutlich, dass mit einer Rudelerziehung bei Katzen nichts zu holen ist. Sie bleiben autonom und selbstbezogen. Die Katze versinnbildlicht somit den Typus eines autistischen Menschen. Auf die Idee, Katzen als gestört, behindert, defizitär, also therapiebedürftig zu definieren, ist aber bisher noch niemand gekommen. Wieso auch? Katzen und Hunde ticken eben unterschiedlich. Wer sich mit dem Wesen von Hund und Katze auseinandergesetzt hat, passt seine Erwartungshaltung an das Verhalten dieser beiden Spezies entsprechend an. Und wir stimmen ihren Lebensrahmen darauf ab. Sofern man davon bei domestizierten Haustieren überhaupt sprechen kann. Diese Unterschiedlichkeit zu erkennen und zu akzeptieren, wie auch unser Verhalten daran anzupassen, fällt uns bei diesen beiden Haustieren nicht schwer. Die Akzeptanz menschlicher Unterschiedlichkeit ist da doch deutlich geringer.

Eine schöne Metapher, die sich auch in weiteren Eigenschaften mit Menschen verbildlichen lässt. Da viele Familien Hunde und Katzen als Haustiere halten, gab es sofort eine schnelle Verbindung zum Thema der menschlichen Beziehungsmuster. Die Metapher hat allerdings den Haken, dass unsere geliebten Vierbeiner domestizierte Wesen sind und immer mehr Züchtungen wesensverändernde Folgen verursachen, die dem Naturell von Hund und Katze widersprechen. Daher suchten wir noch etwas ursprünglichere Tiere, die weder domestiziert sind noch einen künstlich erschaffenen gemeinsamen Lebensraum haben. Und so entdeckten wir eines Tages Wolf und Bär.

Die Metapher: Wolf und Bär

Wolf und Bär sind beides vierbeinige, fleischfressende Raubtiere, die sich in vielen Teilen der Welt einen Lebensraum teilen. Biologisch zählen beide sogar zur Unterordnung der »Hundeartigen«. Also gibt es viele Gemeinsamkeiten. Vermutlich werden viele Menschen direkt Assoziationen haben, die die Unterschiede von Wolf und Bär herausstellen. Einer der essenziellen Unterschiede ist das Gruppenverhalten. Wölfe sind Rudeltiere. Bären sind Einzelgänger. Ein Wolf, der aus seinem Rudel ausgeschlossen wird – »der einsame Wolf« – hat kaum Überlebenschancen. Ein Bär im dauerhaften Rudel würde vermutlich schnell ein hohes Aggressionspotenzial oder andere Symptomatiken entwickeln. Das bedeutet nicht, dass der Bär nicht auch gesellig und sozial ist, sonst wäre er bereits ausgestorben. Und eine Bärenmutter kümmert sich aufopfernd um ihre Jungen. Der Vater hingegen geht schnell wieder seiner Wege. Auch ein Wolf kann mal eine kurze Zeit ohne sein Rudel sein, grundsätzlich sichert es ihm aber das Überleben und er braucht die Nähe zu anderen Wölfen.

Stellen wir uns vor, ein Bär würde in ein Rudel gezwungen, er würde vermutlich schnell Verhaltensauffälligkeiten zeigen. Würde ihm seine Winterruhe versagt, könnten sich die Wölfe sicher »warm anziehen«. Vermutlich wäre er, je älter er wäre, nicht mehr tragbar.

Wäre andersherum der Wolf auf sich allein gestellt, wäre er weder überlebensfähig, noch würde er zur Ruhe kommen. Niemand da, auf den er sich verlassen kann. Niemand zur gemeinsamen Jagd. Da ist es egal, welche Stellung er im Rudel hätte. Ob Leitwolf oder Mitläufer, allein geht der Wolf »vor die Hunde«.

Wenn also das eine oder das andere Tier in einen unpassenden Rahmen gestellt wird, entwickelt es Symptome. In der Natur würde es schlicht nicht überleben.

Wenn eine Wolfsfamilie ein Bärenjunges aufnähme, in der Annahme, es sei ein Wolf, würde sie alsbald feststellen, dass dies ein

»untauglicher Wolf« ist. Er will allein jagen, zieht sich im Winter zur Winterruhe zurück und heulen kann er auch ganz scheußlich. Umgekehrt das Gleiche. Nähme eine Bärin ein Wolfsjunges auf, wäre sie vermutlich schwer irritiert, dass das heranwachsende Junge sich nicht trennen will, keine Winterruhe einhält und ständig seltsames Geheul von sich gibt.

Dies ist unser Bild für das, was mit uns Menschen passiert.

Unsere Annahme ist, dass wir uns nicht nur nach Geschlechtern unterscheiden, sondern in unserer Grundlage auch entweder wölfisch oder bärig sind. Wenn wir die Grundlage der nahezu unbegrenzten Selbstständigkeit der sozialfokussierten Gruppenzugehörigkeit gegenüberstellen, wird es deutlich:

- ***Ich sichere mein Überleben selbst und nach meinen Bedürfnissen (Bär)***

- ***In der Gemeinschaft sichere ich mein Überleben. Dafür tausche ich mich stetig mit meinen Mitmenschen aus und bin bereit, mein Bedürfnis hinten anzustellen (Wolf)***

Ein Zusammenleben dieser beiden wesensentfernten Spezies ist eine Herausforderung und nur mit tiefem Verständnis, Akzeptanz, Toleranz und Kommunikation möglich. Obwohl es klare Unterschiede gibt, eint die Tiere aber eben auch ihre Zugehörigkeit zu der Familie der Hundeartigen.

Wenn nun aber die Wölfe die Deutungshoheit haben, welches Verhalten angemessen oder abweichend ist, dann ist klar, dass es jede Menge Abweichler = untaugliche Wölfe gibt. Diesen muss nun mit einer Diagnose geholfen werden, um sich mittels Therapien gut ins Rudel zu integrieren. Der Bär ist in seinem »wölfischen Verhalten« zwar abweichend bezüglich der gesellschaftlichen Deutungshoheit und der damit einhergehenden Normen, jedoch keineswegs krankhaft gestört oder gar seelisch behindert, wie ihm von den Wölfen unterstellt wird. Er zeigt im Rudel lediglich eine angemessene Reaktion auf seine unpassende Lebenssituation.

Nachdem wir schon längere Zeit mit dem Bild von Wölfen und Bären gearbeitet haben, sind uns Buchtitel in die Hände gefallen, die sich ebenfalls mit wölfischem Verhalten in Bezug zum Menschen befassen. Etwa das Buch von Elli H. Radinger: *Die Weisheit der Wölfe: Wie sie denken, planen, füreinander sorgen. Erstaunliches über das Tier, das dem Menschen am ähnlichsten ist.* Oder von Jesper Juul: *Leitwölfe sein: Liebevolle Führung in der Familie.* Irgendwas scheint da wohl dran zu sein, dass auch wir diese Assoziation hatten.

Aber was ist nun mit unseren Bären? Doch nur »untaugliche und gestörte Wölfe«? In den genannten Büchern werden Parallelen zu uns Menschen gezogen. Sie verdeutlichen, warum es »richtig« ist, sich wie die Rudeltiere zu verhalten und pädagogische Konzepte fußen genau darauf: Kommunikation, Kooperation, Rücksichtnahme. Also der Gruppe dienlich sein und das eigene Bedürfnis zurückstellen. Wem das schwer fällt, dem wird eben geholfen. Zunächst mit einer Erklärung, warum genau dieses Verhalten gut und richtig ist. Sollte das nicht funktionieren, kommen die berühmten Konsequenzen. Diese können positiv sein, also ein Belohnungssystem. Zeigst du gewünschtes, angemessenes Verhalten, wirst du belohnt oder zumindest nicht ermahnt. Ist dein Verhalten unangemessen, erfährst du eine Konsequenz, bekommst eben keine Belohnung und wirst getadelt. Wenn es überhandnimmt, sogar bestraft. Wenn es scheint, dass der Bär vielleicht doch nicht so richtig »Schuld« hat an seinem unangemessenen Verhalten, dann bekommt er entsprechende Hilfe in Form von Therapie oder Medikamenten.

Übertragen wir dies in unser Bild:

Es ist gewünschtes Verhalten, sich im Rudel durch Heulen kommunikativ zu verständigen. Wenn das geschieht, können zum Beispiel im Teamwork erfolgreiche Jagdergebnisse erzielt werden. Was aber, wenn ich gar kein Wolf bin und mir weder diese Fähigkeit zu heulen in die Wiege gelegt wurde, noch ich darauf angewiesen bin, im Rudel zu jagen? Zum Beispiel, weil ich das sehr gut allein organisieren kann? Hinzu kommt, dass ich dann nicht mal teilen muss. Für sich genommen im Grunde kein Problem. Aber im Rudelsystem ein No-Go.

Was würde passieren, wenn man dem Bären erklärt, dass er sich »falsch« verhält? Vermutlich keine Änderung. Dann wird er ermahnt und ihm wird gesagt, dass es Konsequenzen für ihn haben wird, wenn er darauf beharrt, weiter allein zu jagen. Sollte das nicht ausreichen, dann darf er zum Beispiel nicht mehr mit seinem Kumpel, dem Wolf, durch die Wälder streifen. Diese Logik wird dem Bären nicht einleuchten. Was hat das eine mit dem anderen zu tun? Sollte der Bär daraufhin vielleicht wütend werden, erfolgen weitere Konsequenzen. Je häufiger dies geschieht, desto unwohler wird sich der Bär fühlen. Auf jeden Fall wird sein Ego massiv angekratzt sein. Je nach Temperament wird er auch unterschiedlich reagieren. Er wird sich zurückziehen. Vielleicht wird er sich aber dem Druck beugen und sich anpassen. Wählt er die Anpassung, handelt er immer wieder gegen seine eigene Natur. Mit der Folge, dass er unerklärliche Symptome entwickelt. Körperlich und/oder psychisch. Die Alternative ist, dass er aggressiv wird und das Rudel aufmischt. Es herrscht Unfrieden, den niemand will. Was also tun mit dem Problembären alias »defekter Wolf«? Üblicherweise wird das »soziale« Wolfsrudel dem »defekten Wolf« ein Angebot machen, das er nicht ablehnen kann. Ein Trainingsprogramm, das aus ihm einen »guten Wolf« macht.

In unserem Bild sind jedoch weder der Wolf noch der Bär defekt. Sie sind einfach nur unterschiedlich. Wenn ich weiß, was der andere braucht, damit es ihm gut geht, kann ich es verstehen. Ich kann das Verhalten zwar immer noch unpassend oder herausfordernd finden, aber in den anderen hineinversetzt, kann ich es zumindest nachvollziehen. In unserer Metapher sind die zu therapierenden Menschen die Bären. Die, die durch ihr abweichendes Verhalten auffällig sind und bisweilen für die Gruppe untragbar. Sie bedürfen der Hilfe und Unterstützung, damit sie rudelfähig werden.

Warum gibt es überhaupt Bären?

Warum haben die Wölfe offenbar die Deutungshoheit gewonnen? Was hat das alles mit sensibler Wahrnehmung zu tun?
Durch unsere Herleitung, dass wir schon immer mit unterschiedlichen und unterschiedlich vielen Filtern im Gehirn ausgestattet waren, wird klar, dass es sich somit wohl nicht um einen Defekt handelt. Die »Rudelbildung« von Menschen, von Familien, über Gruppen zu Clans, Dörfern, Städten, Metropolen hat aber eine Entwicklung hin zu mehr Filtern im Gehirn nötig gemacht. Oder besser beschrieben, hat es sich als durchaus hilfreich erwiesen, in einer Menge von Menschen eben nicht so schnell reizüberflutet zu sein. Gleichermaßen bleiben die genialen Fähigkeiten eines sensibel wahrnehmenden Gehirns bestehen. Wenn der Rahmen passt! Und es klingt sehr plausibel, dass es beide Wahrnehmungstypen braucht, wie Tag und Nacht, Yin und Yang.

Also: Bären-Menschen sind für die gesamte Menschheit nützlich. Denn sie sind es in der Regel, die in die Tiefe der Materie eindringen. Komme, was wolle. Da kommt nicht das gesellige Beisammensein in die Quere. Das Rudelgeschehen muss halt warten. Solange bis die Lösung für ein Problem gefunden ist. Hier seien Wissenschaftler sämtlicher Richtungen genannt: Erfinder, Mathematiker, Physiker, Chemiker, Ärzte, Philosophen und so weiter. Auch unter den Künstlern finden sich Menschen, die völlig ihrer Aufgabe verschrieben sind: Musiker, Maler, Schauspieler, Schriftsteller, um einige zu nennen. Die Liste ist beliebig erweiterbar. Oftmals haftet diesen Menschen die Beschreibung: speziell, eigensinnig, eigenbrötlerisch, eigenartig an. Sie entsprechen oft nicht so richtig dem Prototyp von »Rudelmitglied«. Solange sie aber etwas für die Gemeinschaft tun, wird es irgendwie akzeptiert.

Was ist nun mit den sensiblen Wahrnehmern, denen kein herausragendes Talent in die Wiege gelegt wurde, oder es einfach nicht den passenden Rahmen gibt, weil sie zum Beispiel in der »falschen« Bildungsschicht geboren wurden, oder das »falsche« Geschlecht haben? Da wird das »Speziell-sein« deutlich schneller zur Herausforderung. Die soziale Akzeptanz steht in Frage.
Je größer die Gemeinschaft ist, desto häufiger wird es problematisch, ein sehr reizoffenes Gehirn zu haben. Wenn das so ist, brauche ich also einen deutlich stimmigeren Rahmen, um meine Ressourcen zur Geltung zu bringen. Egal welche es sind. Anders ausgedrückt: Ich muss mich dringend vor weiteren Reizen schützen und das kann die Gemeinschaft einfach nicht verstehen, akzeptieren, zulassen. Da unsere Welt sich schneller verändert, immer globaler wird, scheinen mehr Filter sinnvoll zu sein. Sinnvoller, als es zu früheren Zeiten war, in welchen es deutlich mehr Nischen und Rückzugsmöglichkeiten gab. Es wird also immer entscheidender, je exponentieller sich unser Leben entwickelt, welche Filtermöglichkeiten mein Gehirn hat und welchen Rahmen ich habe, um mich zu schützen!
Logische Schlussfolgerung: In der heutigen Gesellschaft ist ein stärker gefiltertes Gehirn eine notwendige Grundvoraussetzung. Sozial ausgewogenes und angepasstes Verhalten mit inbegriffen. Sonst geraten wir in Schwierigkeiten, weil das Gemeinschaftssystem durch die »Spezialisten« gesprengt wird. Es muss zu viel Rücksicht auf deren Besonderheiten genommen

werden. Sie zeigen schließlich irritierendes oder gar krankhaftes Verhalten. Das ist also nicht mehr gesund. Dem müssen wir entgegenwirken. Also bieten wir ihnen Hilfe an, oder sie werden konditioniert. Wer das nicht schafft, wird an den Rand gedrückt, damit die Gemeinschaft nicht aus den Fugen gerät.
Die hilfreiche »Mutation« – im Gehirn mehr Filter zu bilden – scheint der rasanten gesellschaftlichen Entwicklung jedoch nicht mehr folgen zu können. Die Bärentypen mit dem ursprünglichen menschlichen Gehirn werden zunehmend überreizt und geraten damit in Not. Sie besitzen das deutlich reizoffenere Gehirn, das mit der sensibleren Wahrnehmung. Sie werden in unserem Leben immer stärker herausgefordert und somit problematisch. Sie scheren aus.
Haben wir deshalb immer mehr Autisten? Menschen mit Anpassungsstörungen, AD(H)S, LRS, Dyskalkulie, Angst- und Zwangsstörungen, Borderline?
Die Wolfs-Menschen, die »Mutanten« mit den stärker gefilterten Gehirnen, können sich in unserer überladenen Informationsgesellschaft besser vor Überreizung schützen. Sie sind resilienter, weniger anfällig für Stress und Überforderung. Da dies in unserem globalen Leben immer mehr zum Vorteil wird, beanspruchen die Wölfe die Deutungshoheit für gesellschaftliche Normen.
Der Konflikt wird deutlich. Passt sich die Gesellschaft dem Individuum an oder das Individuum der Gesellschaft? Was hat höheres Gewicht? Darf ein einzelnes Kind eine Sonderbehandlung beanspruchen oder hat die Anpassung an die gesellschaftliche Norm Vorrang? Darf ein Kind im Kindergarten den gemeinsamen Singkreis verlassen und in die Bauecke gehen oder wird es dazu angehalten, sitzen zu bleiben, um mitzusingen? In jedem Singkreis sitzen Wölfe und Bären!
Schauen wir uns diese Wölfe und Bären nun einmal etwas genauer an.

Der Wolf – Ein Rudeltier

Wer sind diese Menschen, die wir als Wölfe bezeichnen? Was macht sie aus? Was sind ihre Fähigkeiten und wo liegen ihre Herausforderungen?
Wölfe sind Rudeltiere. Sie sichern ihr Überleben in der Gruppe. Gruppe heißt bei Wölfen in der Regel Familie. Das Leben ist sozialfokussiert. Es ist wichtig, dass es allen im Rudel gut geht. Ein geschwächtes oder krankes Rudelmitglied schwächt die gesamte Gruppe und das kann gefährlich werden, sogar das Überleben gefährden. Alle fühlen sich für alle verantwortlich. Es gibt somit enge Beziehungen. Jeder kümmert sich um jeden. Sind die Leitwölfe, oftmals Vater und Mutter, unterwegs, führen derweil die nächstranghöchsten Tiere, oft die ältesten Geschwister, das Rudel an. Sie übernehmen in diesen Fällen die Verantwortung und Erziehung der kleineren. Wie wir lernen durften, ist der Leitwolf offensichtlich nicht automatisch der durchsetzungsstärkste, obwohl das doch so nahe liegt. Es ist vielmehr jenes Tier, welches die größte Kompetenz in Konfliktlösungsstrategien besitzt. Ein Tier, das in der Lage ist, für einen sozial-emotionalen Ausgleich zu sorgen. Für die Ausgewogenheit in der Gruppe. Diese Aufgabe teilen sich häufig die Wolfseltern. Kooperation ist also eine Kernkompetenz der Rudelführung. Das Wertesystem der Wölfe ist demnach ein recht horizontales. Es orientiert sich am Prinzip der Augenhöhe. Alle Gruppenmitglieder sind wichtig. Die Alten und die Jungen, Männlein wie Weiblein, Gesunde wie Kranke. Dennoch gibt es eine, wenn auch flache, Hierarchie. Den Rudelführern ist es wichtig, dass es allen gleichermaßen gut geht. Wenn es ein Familiensystem ist, dann wollen die Eltern natürlich auch, dass die Nachkommen ein gesundes Ego bilden und gleichermaßen gruppentauglich werden. Die Gruppe bündelt alle vorhandenen individuellen Ressourcen, sodass sämtliche Fähigkeiten zur Geltung kommen, die der Gruppe dienlich sind. Kooperation, Kommunikation, soziales Miteinander, Ausgleich

schaffen. Dies sind Eigenschaften, die das Rudel stärken und gesund und erfolgreich machen. Daraus entsteht eine spezielle Ordnung, die Sicherheit gibt, und zwar im Zusammenhalt!
Das Ego des einzelnen Wolfes speist sich aus der Selbstwirksamkeit im Beitrag zum Rudelgeschehen. Wölfe sind also die geborenen Mannschaftssportler. Sie vertrauen vom ersten Tag an der Gruppe. Ein Urvertrauen, das sie ein Leben lang begleitet. Sie können loslassen, müssen sich nicht ständig entscheiden und müssen nicht alle Fakten scannen. Sie gewinnen ihre Sicherheit aus der Bindung zum Rudel.
Da es im Rudel aber ständig Reize gibt und nicht alle davon immer direkt etwas mit dem einzelnen Wolf zu tun haben und schon gar nicht immer störend oder gefährlich sind, ist es hilfreich, einige davon auszublenden. Wenn jedes Spiel der Geschwister – bei welchem gerauft und geknurrt wird – direkt als möglicher ernster Kampf registriert wird, dann kommt man vermutlich überhaupt nicht zur Ruhe. Also darf es in einer wölfischen Wahrnehmung gerne mal ausgeblendet werden. Sollte es sich aber doch um einen echten Kampf handeln, sind ja noch genügend andere Rudelmitglieder da, die dies registrieren können und gegebenenfalls auch intervenieren werden. Der einzelne Wolf kann also in diesem Gefüge entspannt seinen Dingen nachgehen. Dies führt dazu, dass sich ein ganzheitliches Denkmodell etablieren kann. Soll heißen: Man nimmt das große Ganze wahr. Man spürt die starke Bindung des Rudels und setzt sich dafür ein, dass dieses im Gleichgewicht ist. Unabhängig davon, dass hier und dort mal ein Streit entsteht. Konflikte dienen der Klärung, dem Ausprobieren, dem Training. Kein Problem, solange das große Ganze stimmig ist. Sie sind jedenfalls kein Anzeichen dafür, dass etwas nicht in Ordnung ist. Somit fällt es den Wölfen offensichtlich nicht so schwer, die positiven Aspekte des Zusammenlebens wahrzunehmen und zu würdigen, da dürfen auch mal Dinge nicht ganz rund laufen. Wölfe

relativieren offenbar. Und sie denken systemisch. Immer. Oder anders ausgedrückt: Sie sind ganzheitlich.

Dies lässt sich nun wunderbar auch auf Menschen übertragen. Menschen, die wölfisch wahrnehmen, haben offenbar ausreichend Filter zur Verfügung, um einigermaßen entspannt durch ein Leben zu gehen. Ein Leben, welches vor Reizen nur so strotzt. Es gibt ein inneres Gefühl von: Es wird schon alles gut sein. Oder werden. Ich bin nicht allein. Alle anderen und ich, wir werden es schon gemeinsam wuppen. Wenn ich mal nicht ganz auf der Höhe bin, sind ja noch die anderen da, die mich unterstützen. Menschen, die ich ebenfalls gerne unterstütze, wenn es ihnen mal nicht gut geht. Ich bin entspannt, wenn ich im Rudel bin. Hier tanke ich Kraft und Energie. Hier fühle ich mich wohl. Allein sein ist sicherlich auch manchmal reizvoll und macht Spaß. Aber eben nur dann, wenn es selbst gewählt ist und ich weiß, das Rudel nimmt mich jederzeit wieder herzlich auf. Kontakt mit anderen macht einfach Spaß und was wir dabei gemeinsam tun, ist eher zweitrangig. Treffe ich mich mit Freunden, dann ist es natürlich nicht völlig egal, was wir tun, aber im Zweifel tue ich auch etwas, was nicht meinem Bedürfnis entspricht oder gar unsinnig sein kann. Unter Umständen spiele ich also auch mal Unterwasserjojo. Hauptsache, ich bin mit meinen Kumpels zusammen. Beim nächsten Mal kann ich sicherlich einen Vorschlag machen, was wir unternehmen. Und dann, weil ich Unterwasserjojo zugestimmt habe, werden meine Freunde dann sicher auch meinem Vorschlag zustimmen.
Beziehung geht mir somit über interessengebundenes, individuelles Bedürfnis. Zumindest weitestgehend. Solange es die Gemeinschaft nicht gefährdet, können auch unsinnige, unlogische Sachverhalte geduldet werden. Es dürfen sprichwörtlich Fünfe gerade sein. Hauptsache, es passt »Pi mal Daumen« und wir sind zusammen. Wolfsmenschen fällt es nicht schwer, das Wesentliche zu sehen und auch zu beschreiben. Ihnen passiert es nicht

so schnell, dass sie den Wald vor lauter Bäumen nicht sehen. Das funktioniert so gut, weil es ja nicht so elementar ist, jedes Detail wahrzunehmen. Als Wolf kann man Lücken lassen. Denn diese Lücken schließen im Zweifel die anderen Rudelmitglieder. Sollten weitere Lücken bestehen bleiben, wird in der Gemeinschaft eine Lösung für das Problem gefunden. Nehmen wir mal den sprichwörtlichen Wald als Metapher und Bild. Bei der Betrachtung nehme ich einen Wald wahr. Ich erkenne möglicherweise, dass es sich um einen Mischwald handelt und kann bestimmte Baumarten benennen. An der Färbung der Blätter kann eventuell die Jahreszeit ermittelt werden. Ob es Wege und Tiere gibt, kann ich vielleicht erkennen, oder ich mutmaße es, aufgrund meiner Erfahrungen mit Wäldern. Schon bin ich fertig mit der Beschreibung des Waldes. Ich könnte mit diesen Eckdaten eine Tour durch den Wald mit meinen Begleitern antreten. Sicherlich aufregend, weil wir nicht genau wissen, was uns erwartet, aber mit dem guten Gefühl, dass wir zusammen gut aufgestellt sein werden, um den Wald zu durchkämmen. Auf die technische Welt übertragen, könnte man sagen: Wolfsmenschen besitzen ein Gehirn, welches so robust ist wie ein Traktor. Der Traktor ist sehr vielseitig und für verschiedene Untergründe geeignet: Asphalt, unwegsames Gelände, Ackerflächen. Mit diversen Geräten und Anhängern kann er viele verschiedene Aufgaben erledigen: pflügen, säen, ernten, transportieren, baggern. Wenn mal ein Teil der Karosserie defekt ist oder ein Teil des Motors Verschleiß zeigt, gibt es gute Chancen, dass er trotzdem seinen Dienst tut. Ein gutmütiges, robustes Gefährt, was kleinere Defekte verzeiht und – so unser Spruch – im Zweifel auch mal mit »altem Frittenfett« fährt.

Wölfe sind also Menschen mit ausreichend Filtern im Gehirn. Damit sind sie nicht so schnell überreizt und in der Folge weniger schnell gestresst. Eine gute Voraussetzung, um Informationen zu verarbeiten und immer wieder das essenzielle Extrakt herauszuschälen. Als Wolf kann ich somit wichtige Fähigkeiten entwickeln, die mir in der Gesellschaft nützlich sind. Berufsberater würden wahrscheinlich von Softskills sprechen. Teamfähigkeit, soziale Kompetenz, Kommunikationsstärke, rhetorische Fähigkeiten, Kritikfähigkeit, Lernbereitschaft, Konfliktfähigkeit, Selbstreflexion, Selbstorganisation, Flexibilität, Engagement, Motivation, Kreativität, Organisationstalent, Planungsstärke, Zeitmanagement, Stressresistenz, Belastbarkeit und die berühmte Empathie, das Einfühlungsvermögen.

Warum aber bin ich dazu automatisch eher in der Lage? Die zur Verfügung stehenden Filter, die ich nutzen kann, erleichtern es mir, Klarheit und Ordnung in meinen Denkprozessen und in der emotionalen Befindlichkeit zu erlangen. Ich habe eben kein Schneegestöber im Kopf, weil die Filter einen Großteil der Schneeflocken, die enorm vielen Reize, wegfiltern. Hier sei noch mal an das Bild des Aufbrühens von Kaffee mit und ohne Filter erinnert. Diese Filter ermöglichen und erzeugen Entspannung. Je entspannter ich bin, je weniger Stresshormone in mir arbeiten, desto mehr Struktur und Klarheit herrschen in mir. Desto weniger ist mein System auf Gefahr gepolt und ich kann auf andere blicken, empathisch sein.

Denn auch das kennt jeder Mensch: Je gestresster ich bin, desto mehr bin ich bei mir und meiner Befindlichkeit und nicht bei der meines Gegenübers. In der Entspannung bin ich offen für Informationen und am Ende gelingt es, aus der Fülle der Informationen ein Gesamtbild herzustellen. Das ist wichtig, wenn ich entscheiden soll, welche Informationen relevant sind und welche ich vernachlässigen kann. Meine Sicherheit erlange ich darüber, dass ich Dinge abwägen, relativieren und in einen Gesamtzusammenhang bringen kann. Herausfordernd für die Wolfsmenschen sind gegensätzliche Verhaltensweisen und Zustände, die seinem Wesen zuwiderlaufen: Egoismus, »Korinthenkackerei«, Schwarz-Weiß-Denken, strenge Hierarchie, Unzuverlässigkeit, Illoyalität. Damit sind für den Moment nur mal die Wesentlichen erwähnt.

In Kurzform können wir die Wolfsmenschen wie folgt charakterisieren:

Rudeltier

- Ganzheitliches Denken, orientiert sich eher am Graufeld statt an den Polen (schwarz-weiß)
- Ausgleichendes Sozialverhalten, Beziehungssicherung hat Priorität
- Freiwilliger Verzicht auf die eigene Bedürfnisbefriedigung zugunsten der Gruppe
- Sozialfokussierte Wahrnehmung mit permanentem Feedback aus der Gruppe
- Horizontale Einordnung im Sozialgefüge (Augenhöhe)
- Frühe Entwicklung von Sicherheitsgefühl
- Instinktives Lernen durch Interaktion in der Gruppe
- Gnade des Vergessens – Kann Negativerfahrungen und Traumata mit Positiverfahrungen im Gedächtnis »überschreiben«, wodurch diese immer mehr an toxischer Wirkung verlieren. Dadurch größere Resilienz.
- Entscheidet und vertraut eher nach emotionalen Kriterien (Bauchgefühl)
- Sensible Wahrnehmung mit gefiltertem Gehirn, dadurch Schutz vor Überlastung und Überreizung

Der Bär – Ein Einzelgänger

Wer sind diese Menschen, die wir als Bären bezeichnen? Was macht sie aus? Was sind ihre Fähigkeiten und wo liegen ihre Herausforderungen?
Bären sind Einzelgänger. Sie sichern ihr Überleben eigenverantwortlich. Sie können sich auf niemanden verlassen, außer auf sich selbst. Das Wichtigste im Leben ist das ICH! Nicht, weil sie in der sozialen Deutung egoistisch sind, sondern weil es da niemand anderen gibt, der für sie sorgt.
Egozentrik ist die Überlebensgrundlage des Bärenmenschen. Das bedeutet auch, dass er sehr detailfokussiert wahrnehmen muss. Muss! Sollte ihm ein wichtiges Detail entgehen, könnte dies den Tod bedeuten. Es gibt niemanden, der ihn rettet, ihm hilft, ihn beschützt, wenn er etwas übersieht, wenn er etwas vergisst, wenn er etwas falsch einschätzt. Seine Wahrnehmungskanäle müssen immer auf Hochtouren laufen. Und das kann er ohne Probleme. Weil es die Fähigkeit gibt, viele Reize aufzunehmen. Weil eben im Gegensatz zu den Wölfen weniger Filter zur Verfügung stehen.
Diese Reizoffenheit bringt einerseits eine Hochsensibilität mit sich, welche dann andererseits aber eine schnelle Überreizung zur Folge haben kann, wenn der Bär sich nicht ausreichend schützen kann. Auf Bären in der Natur geschaut, kommt dies nicht so schnell vor. Ist der Rahmen entsprechend passend, geht es dem Bären gut. Er überprüft stets: Was ist gut für mich? Was ist schlecht für mich? Danach richtet er sein selbstbestimmtes Leben aus. Ganz egozentrisch. Weil es seiner Natur entspricht.
Bären können aber auch gesellig sein. Sie begegnen einander, paaren sich. Kleine heranwachsende Bären zum Beispiel spielen immer wieder miteinander. Aber nur, wenn ihnen danach ist. Der soziale Radius bleibt jedoch insgesamt gering.
Im Wesen bleibt der Bär streng bedürfnisorientiert. Autonomie ist sein wichtigstes Lebenselixier. Seine Energie tankt er in der

Ruhe, im selbstbestimmten Alleinsein. Die Winterruhe unterscheidet die Bären deutlich von den Wölfen. Die Bären müssen rechtzeitig dafür sorgen, sich genug Reserven anzufuttern, damit sie die Winterruhe ohne Nahrung überleben. Da werden sie sicher keine Rücksicht auf andere bei der Futtersuche nehmen, denn auch dies könnte den Tod zur Folge haben. Bärenmütter bringen ihre Jungen während der Winterruhe zur Welt. Sollte die Bärenmutter jedoch noch nicht genügend Ruhe gefunden haben, kann sie die Geburt um mehrere Wochen hinauszögern. So kann die Schwangerschaft sechs bis neun Monate dauern. Wie praktisch wäre das für uns Menschen? Die neue Wohnung ist zum Geburtstermin des Babys noch nicht fertig renoviert? Gut, dann wird die Geburt einfach verschoben. Eine sehr interessante Vorstellung. Auch bei diesem Phänomen wird die Bedürfnisorientierung der Bären deutlich. Immer im Abgleich zu den äußeren Rahmenbedingungen.
Weitere Beschreibungen unterstreichen dies. Lautäußerungen zur Verständigung sind nur wenig ausgeprägt, da Bären nicht im Sozialverbund leben und diese entsprechend auch nicht benötigen. Bei Eisbären beschreibt die Forschung in diesem Zusammenhang, dass ihre Gesichtsmimik derart wenig ausgeprägt ist, dass nicht einmal eine Unterlegenheit mimisch artikuliert werden kann. So kommt es quasi immer zum Kampf, weil das Gegenüber nicht »gelesen« werden kann. Eisbärinnen bemühen sich, ihre Jungen zur gleichen Zeit zur Welt zu bringen, dazu passen sie die Einnistung der Eizelle entsprechend vor der Winterruhe an. Sie steuern also konkret die Einnistung der Eizelle! Gibt es noch ein höheres Maß an Selbstbestimmung?
Vorteil der gemeinsamen Geburt ist, dass Bärinnen sich aufopfernd um ihre Jungen kümmern, auch um fremde Jungtiere. Eisbärenjunge suchen sich im Zweifel auch selbstständig eine »neue« Mutter. Dann beispielsweise, wenn die leibliche Mutter sterben sollte.

Der Geruchssinn von Bären ist sehr ausgeprägt. Er ist etwa 100.000-mal feiner als der des Menschen. Aas kann er auf eine Entfernung von bis zu 19 Kilometern riechen. Unsichtbare Produktionsrückstände auf einer geschlossenen (ja, richtig gelesen: geschlossenen) Konservendose aus dem Supermarkt riecht er noch in 2,5 km Entfernung. Was passiert wohl, wenn es einem Bären stinkt? Obwohl sein Gehörsinn scheinbar nicht außergewöhnlich gut ist, kann er menschliche Stimmen noch in 270 Metern Entfernung hören. Kleinste Bewegungen nimmt er noch aus dem Augenwinkel wahr. Auch hier scheint alles darauf ausgerichtet zu sein, feinsinnig wahrzunehmen. Zum Zwecke, das eigene Überleben allein auf sich selbst gestellt zu sichern. In einer Dokumentation rieten Forscher, dass man durch Geräusche auf sich aufmerksam machen sollte, wenn man sich im Bärengebiet aufhält. Nicht zu laut, aber auch nicht zu leise, denn Bären lieben keine Überraschungen. Überraschungen bedeuten plötzliche Veränderung und damit einhergehend eine Situation, auf die sie sich plötzlich neu einstellen müssen. Das macht dem Bären Stress, da er ja wieder alle Details neu wahrnehmen und einsortieren muss. Bären reagieren dann auf diesen Stress womöglich außerordentlich aggressiv. Niemand möchte sich auf einen Kampf mit einem gestressten aggressiven Bären einlassen. Alle Wahrnehmungskanäle sind somit weit geöffnet, um das eigenständige Überleben zu sichern. Also alles perfekt von der Natur eingerichtet.

Was aber passiert, wenn sich der Lebensrahmen so verändert, dass es eben nicht mehr stimmig zueinander passt? Was, wenn es zu einer Reizüberflutung kommt? Das, was mit allen Tieren passiert, wenn sie in einem unpassenden Rahmen leben. Wir können das in erschreckender Weise in Zoos beobachten. Man denke da nur an diverse Raubtiere, die immer wieder in schier endloser Schleife die immer selben Wege in ihren Gehegen ablaufen. Die sich nicht mehr fortpflanzen, die Krankheiten entwickeln und frühzeitig sterben.

Wie verhält es sich jetzt bei den Bären-Menschen? Wir sprechen in erster Linie von jenen Menschen, die ebenfalls sehr reizoffen sind. Diejenigen, die eine detailfokussierte Wahrnehmung haben. Die in den verschiedenen Reizkanälen offenbar sensibler reagieren, weil mehr Verknüpfungen im Gehirn vernetzt und reizaffin sind. Die Menschen, die in unserem »normalen« Alltag häufig reizüberflutet sind. Das sind sie nicht etwa, weil sie defekt sind. Der Grund liegt darin, dass der Lebensrahmen nicht zu ihrem Wahrnehmungstyp passt. Es müssen einfach zu viele Informationen in zu kurzem Zeitraum verarbeitet werden.
Was passiert mit diesen Menschen? Was lässt uns die Metapher greifbar machen?
Die Fähigkeiten und Vorteile der hochsensiblen Wahrnehmung drücken sich hauptsächlich dadurch aus, dass alle Details wahrgenommen werden. Bei der Beschreibung des Waldes, welchen wir zuvor vom Wolfsmenschen haben erläutern lassen, könnte beim Bärenmenschen möglicherweise folgendes als Antwort kommen: Ich sehe eine Unmenge an Bäumen. Ich sehe 103 Fichten, 235 Tannen, 84 Buchen, 312 Eichen. Vermutlich sind dahinter aber noch viele weitere Bäume. Bei den Buchen kann ich erkennen, dass wohl 23 eine Krankheit haben müssen, da deren Rinde etwas verfärbt ist, im Vergleich zu den anderen. Diese Buche dort hat 24.400 Blätter, die daneben sogar 26.000. Zwölf Buchen haben keine Blätter. Dies könnte daran liegen, dass noch keine Blätter gewachsen sind, weil noch Winter ist. Oder weil der Winter bald kommen wird. Oder sie sind bereits abgestorben. Es ist aber auch möglich, dass der Sommer zu heiß und trocken war, so dass sie schon im Spätsommer abgefallen sind. Der Klimawandel lässt grüßen. Ich sehe außerdem, dass an den Fichten 36 Ameisenhaufen gebaut wurden. Dort läuft eine Ameisenstraße entlang, ich kann aber nicht erkennen, wohin sie führt. Dort erkenne ich eine größere Lücke zwischen den Bäumen. Möglicherweise hat dort jemand die Bäume gefällt. Dort könnte aber auch ein Weg

verlaufen, oder ein großes Tier hat eine Schneise der Verwüstung hinterlassen.
In diesem Stil könnte es bis zum letzten Detail noch lange weitergehen. Die Herausforderung ist riesengroß für einen Bärenmenschen bei der Aufgabenstellung: Beschreibe, was du siehst. Es werden einfach zu viele Details wahrgenommen. Welche sind wichtig, welche nicht? Welche möchte mein Gegenüber überhaupt hören? Und warum will er das wissen? Soll er doch selbst schauen, könnte dann ein Gedanke sein. Ich streike also innerlich bei der Vorstellung, nun alles (!) beschreiben zu müssen, was ich sehe. Viel zu anstrengend! Daher könnte es auch passieren, dass die nicht erwartete Antwort auf die Frage »Was siehst du?« lautet: »Bäume.« Es handelt sich genau um jenen Wald, der vor lauter Bäumen nicht gesehen wird.

Analog dazu könnte ein Gespräch zwischen Eltern und Kind nach einem Schulausflug etwa so laufen:
Eltern: »Wie war dein Ausflug?«
Kind: »Gut.« oder »Weiß nicht.«
Es könnte aber auch durchaus wie folgt vonstatten gehen:
Eltern: »Wie war dein Ausflug?«
Kind: »Das blaue Karussell war besonders schnell. Viel schneller als das gelbe Karussell. Und Peter hatte eine Brotdose mit so seltsamen Clips dran. Sein Salamibrot hat schrecklich gestunken. Tom hat in der Reihe hinter mir gesessen. Frau Meier hat immer so gebrüllt. Es war viel zu wenig Zeit, denn ...« usw. – Interessiert hätte die Eltern vielleicht, ob es dem Kind gefallen und es Spaß gehabt hat. Diese Antwort könnte es aber schuldig bleiben. Bei so vielen Details ist es für die Bärenkinder schwierig zu beurteilen, ob es gut war oder nicht. Denn was ist denn nun wichtiger? Die positiven oder negativen Erlebnisse? Im Sinne des Bären kann schon ein einziges negatives Detail (eine »Gefahr«) alle positiven eintrüben, emotional sogar toxisch verseuchen.

Was sagen diese Ausführungen nun über bärige Menschen aus?

Zum Ersten:
Offene Fragestellungen, ohne konkrete Hinweise, was genau in der Antwort vorkommen soll, sind herausfordernd. Entweder es wird dann über alle (!) Details berichtet, was viel Zeit und Energie kostet. Dies dann mit der Folge, dass der Zuhörer den Monolog als akustische Lawine erleben und zwischenzeitlich abschalten könnte. Am Niederrhein würde man sagen: »Von Höcksken auf Stöcksken kommen«.
Oder aber der Bärenmensch entscheidet spontan, dass die Antwort zu umfassend und damit zu anstrengend ist. Dann kommt nur ein zackiges »Gut« heraus. Das schützt vor weiteren lästigen Fragen. Ähnliche Phänomene findet man bei Aufsätzen in der Schule. Nicht selten hat dies eine schlechte Note zur Folge. »Am Thema vorbei« oder »die Aufgabe wurde nicht ausgiebig genug beantwortet«. Die Fähigkeit, so viele Details wahrzunehmen, macht den Bärentypen also viele Fragen im Kopf. Was will der andere hören? Warum ist DAS wichtig für ihn und nicht das, was für mich wichtig ist? Warum sind die Dinge überhaupt so gelaufen, wie sie gelaufen sind? Und warum guckt mein Gegenüber nun so seltsam?

Zum Zweiten:
Das Übermaß an Details veranlasst den Bärenmenschen dazu, die anstrengende Informationsverarbeitung im Gehirn auf ein erträgliches Maß zu reduzieren. Auf seinen Energiehaushalt geschaut also ein ökonomisches Vorgehen und damit sinnvoll. Die Polarisierung ist somit eine nützliche und nahezu notwendige Überlebensstrategie. Im übertragenen Sinne könnte man auch sagen, die Welt wird bevorzugt im Schwarz-Weiß-Denkmodell eingeteilt.

Man stelle sich vor, die Pole sind auf der einen Seite schwarz und auf der anderen Seite weiß. Dazwischen gibt es nahezu unendlich viele Graustufen. Nämlich: Schwarz mit einem Teil weiß. Schwarz mit zwei Teilen weiß. Schwarz mit drei Teilen weiß. Es kann lange so weiter gehen. Bis hin zu weiß mit einem Teil schwarz. Was für ein undurchdringliches Chaos. Wie soll ich im Graufeld den Überblick behalten? Das zwingt mich nahezu, es schwarz-weiß zu betrachten. Sobald ein weißes Detail im schwarzen Feld liegt, wird es zu weiß und umgekehrt. Diese Wahrnehmung hat emotionale Folgen. Wenn der ganze Tag gut war, aber ein Detail schlecht, wird nicht selten der ganze Tag als schlecht wahrgenommen. Es ist das Haar in der Suppe, was die ganze Suppe ungenießbar macht.

Auf Beziehungen gemünzt, entsteht schnell das Gefühl: Bist du nicht für mich, so bist du automatisch gegen mich! Menschliches Verhalten wird gescannt mit dem emotionalen Filter »tut gut – tut nicht gut«. In der freien Natur bleibt dem Bären diesbezüglich keine andere Wahl. Er muss stetig abwägen: Was ist gut für mich und was nicht, damit er sein eigenes Überleben sichert.

Aber beim Menschen? Muss das sein? Alles, was von meinem Bedürfnis abweicht als negativ, uninteressant oder gar bedrohlich und somit potenziell gefährlich einstufen? Wenn also jemand nicht auf meiner Seite ist, weil er z.B. anderer Meinung ist, dann ist er mindestens unbequem, vielleicht sogar gefährlich. Er könnte vom Freund zum Feind werden. Freundschaft beendet! Aber ich könnte doch alle Details betrachten und die Freundschaft damit reflektieren. Wann war er gut zu mir? Welche schönen Erlebnisse hatten wir zusammen? Konnte ich mich auf ihn verlassen? War er loyal? Hatten wir was zu lachen? Und so fort. So viele Details, die unglaublich viel Zeit benötigen, um betrachtet zu werden. Zu viel Zeit. Denn in der Zwischenzeit könnte mein Freund schon zum Feind geworden sein. Also lieber schon mal prophylaktisch aussortieren. Meine Emotion gibt mir dafür Gewissheit, denn mein Ärger und meine Wut sind ja nicht grundlos.

Zum Dritten:
Je mehr Details ich wahrnehme, desto eher finde ich auch den Fehler. Es entsteht somit oft der Eindruck, Bären-Menschen seien Negativdenker. Gewissermaßen stimmt dies auch. Denn wenn ich einen Fehler finde und benenne, scheinen alle positiven Aspekte irgendwie nicht mehr zu gelten. Emotional gesehen sogar nicht mehr existent zu sein. Diese werden in der Schilderung nicht mehr benannt. Stattdessen wird nur der *eine* Fehler benannt und nicht die *hundert* richtigen Anteile. Hier greift das beschriebene Schwarz-weiß-Muster wieder. Das Ding mit dem Haar in der Suppe. Ein Fehler – gleich untauglich – gleich alles Mist.
Im wölfischen Sinne ein Pessimist! Im bärigen Sinne ein top Trouble-Shooter. Jemand, der großartige Chancen hat, zu überleben, weil er aus unendlich vielen Details den einen Fehler, die Gefahr, ermittelt! Man sollte mal einem Programmierer sagen: »Ach was, ignorier doch die eine falsche 1 oder 0 im Programm. Der Rest ist doch super.« Der wird denken oder sogar sagen: »Ich freue mich doch nicht über ein Programm, das nicht fehlerfrei ist. Das Programm wird nur reibungslos funktionieren, wenn *alle* Komponenten passen.«
Hier wird deutlich, welche elementare Fähigkeit in unserer Welt gleichermaßen Fluch und Segen sein kann. Wenn es keine Bären – keine detailfokussierten Menschen – gäbe, würde vieles in unserer Welt ganz einfach nicht funktionieren. Keine Uhr, kein Computer, keine Maschine, kein Gesetz, keine Regel, keine Wissenschaft, keine Kunst, keine Musik. An was immer man noch denken mag. Im sozialen Miteinander führt diese Detailfokussierung aber zu vielen Konflikten und Verletzungen. Denn die Strategien der Bärenmenschen, welche dem Schutz vor Reizüberflutung dienen, erleben Wolfsmenschen nicht selten als Angriff, oder zumindest als verletzend. Diese Schutzreaktionen der Bären sind aber in der Regel keine bewussten Entscheidungen. Es sind tatsächlich spontane, instinktive Reaktionen auf eine

Herausforderung oder Überforderung. Der Wolfstyp verortet diese Reaktion aber oftmals als gesteuerte Aktion, als »nicht sozial«, entgegen die Gemeinschaft, weil es seinem Naturell entgegen steht.
Für sich genommen ist die Detailfokussierung also erst mal eine großartige Fähigkeit, die aber immense Auswirkungen in einem Rudel haben kann. Für den einzelnen Bären ist es auf alle Fälle ein Faustpfand, um allein überleben zu können.
Welche Folgen die sensible, detailfokussierte Wahrnehmung in unserem Leben haben kann, haben wir zu Beginn des Buches beschrieben, soll nun aber hier noch vertieft werden. Dafür nehmen wir unser Bild zur Hilfe.

Ein Bär, welcher neben seinen physischen Vorteilen von Hause aus reizoffen, detailfokussiert und hochsensibel ist, hat in der Natur beste Überlebenschancen. In der Übertragung galt das offenbar auch lange für den Menschen. Eine Reizüberflutung entstand in unserem ursprünglichen Leben einfach nicht. Als wir Menschen begannen, unsere »Herden« zu vergrößern, wandelte sich diese Fähigkeit zunehmend. Spätestens seit dem Zeitalter der Industrialisierung und der massiven Konzentration von Menschen auf engem Raum.

Das Rudel Menschen wurde offenbar größer, als es die Natur vorgesehen hat. In der Tierwelt greifen die gleichen Wirkkräfte. Es gibt die Einzelgänger und die Gruppen. Auch da gerät jede Spezies aus den Fugen, wenn das natürliche Maß überschritten wird. Das gilt für Insektenstaaten wie auch für Herden von Huftieren oder Gruppen anderer Lebewesen. Wenn es zu viele werden, folgen Krankheiten, Missbildungen, zu wenig Nahrung etc. Am Ende führt es zu einer natürlichen Reduktion der Tierarten. In humanitärer Sicht also keine besonders guten Aussichten für die Bärenmenschen!

In Kurzform können wir die Bärenmenschen wie folgt charakterisieren:

Einzelgänger

- Detailfokussiertes Denken, orientiert sich an den Polen (schwarz-weiß) und nicht im undurchsichtigen Graufeld
- Polarisierendes Sozialverhalten, eigene Sicherheit hat Priorität
- Eigenes Bedürfnis/Autonomie hat Vorrang
- Detailfokussierte Wahrnehmung, Egozentrik
- Vertikale Einordnung im Sozialgefüge (starke Hierarchie mit dem Wunsch, nicht unten zu stehen)
- Großes Bedürfnis nach Sicherheit, welches jedoch oft nicht erreicht wird (Schwierigkeiten, zu vertrauen)
- Stark faktisches Lernen, richtig – falsch, logisch
- »Fluch« des »Nicht-vergessens« von Negativerfahrungen. Alles »Gefährliche« wird oft ein Leben lang erinnert, zumindest emotional. Daher häufige (Mikro-) Traumata
- Entscheidet oft sehr faktisch und konsequent logisch nach dem eigenen Bedürfnis, um sich vor Überlastung zu schützen
- Hochsensible Wahrnehmung mit weniger Filtern im Gehirn, dadurch weniger Schutz vor Überlastung und Überreizung

Das Bärenspektrum

Nun haben wir also unsere Metapher etwas näher erläutert. Für uns gibt es demnach Menschen, die in ihrer Wahrnehmung und ihrem Verhalten eher wie Wölfe ticken und Menschen, die in ihrer Wahrnehmung und dem Verhalten eher Bären entsprechen.

Aber welche Bären? Es gibt doch nicht nur eine Art von Bären, oder?
Nein, in unserer Betrachtung gibt es da durchaus Unterschiede, die wir ebenfalls metaphorisch charakterisieren. Wir unterteilen die Bärenmenschen nach ihren Überlebensstrategien in Grizzlys (Braunbären), große Pandas und (kleine) rote Pandabären.

Zu einem Grizzly haben vermutlich die meisten Menschen schnell ein Bild im Kopf. Diese großen, starken Braunbären, die behäbig durch die Wälder streifen und denen man lieber nicht begegnen möchte. Es gibt unzählige Verhaltensstrategien für den Menschen, wenn er sich in einem Grizzly-Gebiet befindet. Zunächst mal: Essen gut verstauen. Bei einer Begegnung gibt es dann von totstellen über weglaufen zu größer bis stärker machen, als man ist, diverse Überlebensstrategien. Am Ende ist jedenfalls immer eines klar: Lege dich nicht mit einem Braunbären an! Die Überlebensstrategie dieser Bärenspezies scheint der Kampf zu sein. Angesichts seiner physischen Voraussetzungen ein probates Mittel. Er kann darauf vertrauen, einen Kampf im Zweifel zu gewinnen.
Unsere Bärenkinder, die den Grizzlys zugeordnet werden, sind die Kämpfertypen. Sie fallen dadurch auf, dass sie nicht selten die Grenzen der anderen missachten und ohne Rücksichtnahme, streng bedürfnisorientiert, die eigenen Ziele verfolgen. Sie tun dies aber nicht gegen jemanden, sondern für sich. Stellt sich ihnen jedoch jemand in den Weg und durchkreuzt damit ihre Pläne, ist der Kampf vorprogrammiert. In solchen Momenten wird

selbst der Freund zum Feind. Vollkommen unabhängig davon, ob das Verhältnis vorher ein gutes war. Das gilt im gleichen Maß auch für Familienmitglieder.
Selbst die ansonsten hochgeschätzten Mütter sind in solchen Momenten ebenfalls nur Verhinderer des (Bären-) Glücks. Eine Art »Hindernis«, das aus dem Weg geräumt werden muss. Die Beziehungsqualität spielt in dieser Hinsicht keine Rolle mehr. Ist der Kampf dann irgendwann vorbei und der Konflikt beigelegt, sind unsere Grizzly-Kinder meistens in der Lage, den Hebel wieder umzulegen und zur Tagesordnung überzugehen. Das bedeutet, dass sie dann das bereits vorhandene (gute) Beziehungsfundament wieder zur Geltung kommen lassen. Vorher verteilte Hiebe, und sei es auch nur verbaler Art, trüben aus Sicht des Grizzlys keineswegs das Wasser oder konkret die Beziehung. Insbesondere wenn gute Gründe für das fragwürdige Verhalten vorlagen. Und diese Gründe liegen aus Sicht des Bären ausnahmslos immer vor. Quasi ein angeborenes Recht, wütend zu sein, falls irgendjemand einen Fehler begangen hat, der ihm einen Nachteil verschafft hat. Nachtragend ist er meistens auch. Jedes Negativerlebnis landet ein für alle Mal auf der Festplatte und ist jederzeit abrufbar, auch emotional. So, als wäre es gerade eben passiert. Wir werden darauf noch näher eingehen.

Die großen schwarz-weißen Pandas, die in der chinesischen Übersetzung »große Bären-Katze« (Katze? Da war doch was ...) heißen, gelten landläufig als recht gemütliche, friedliche Gesellen, die sich von Bambus ernähren und in kleineren Gruppen zusammenleben. Sie sind niedlich, vom Aussterben bedroht und daher besonders schützenswert. Was uns neu war, ist, dass es kaum noch freilebende große Pandabären gibt, weshalb sie für Gruppentiere gehalten werden. In der Gefangenschaft leben sie zwangsläufig in Gruppen. In freier Wildbahn jedoch führen sie ein Leben, welches denen der Braunbären ähnelt, nämlich als Einzelgänger! Wir erfuhren, dass die ersten drei Lebensmonate

für den Panda-Nachwuchs entscheidend sind für seine zukünftige Überlebensstrategie. Wird das Panda-Jungtier in eine Gruppe geboren, wird es nie in freier Wildbahn überleben können, so wie es eigentlich in seiner Natur angelegt ist. Sollen also große Pandas ausgewildert werden, ist es unabdingbar, bereits das schwangere Muttertier von der Gruppe zu isolieren, damit das Junge Chancen hat, in seine natürliche Umgebung entlassen zu werden. Das ist insofern schwierig, da die Mutter selbst in der Gruppe aufgewachsen ist, dem Jungen aber zeigen soll, wie es überleben kann. Viele Überlebenstaktiken wird sie also sicher nicht verinnerlicht haben. Pandas gelten als friedliebend. Sollten sie sich bedroht fühlen, sind sie jedoch ebenso bereit zu kämpfen, wie es der Grizzly tut. Es scheint auf jeden Fall so zu sein, dass der große Panda weder einen ausgeprägten Fluchtreflex noch ein ausgeprägtes Kampfgemüt besitzt. Seine Überlebensstrategie scheint die Anpassung zu sein.
»Unsere« Panda-Kinder sind die Stillen im Lande. Die Kinder, die im Außen-Kontakt nicht negativ auffallen wollen. Am liebsten sind sie »normal«. Sie streben danach, in der Masse unkenntlich und so wie alle anderen zu sein. Sie äußern in der Gruppensituation keine persönlichen Bedürfnisse und versuchen, allen Ansprüchen zu genügen. Diese Kinder verfügen über eine überdurchschnittliche Anpassungsbereitschaft. Das fällt zu Lasten der eigenen Bedürfnisse. Viele dieser Panda-Kinder schaffen diese Anpassungsleistung bis zur Pubertät, manche sogar bis ins Erwachsenenalter. Die jahrelange Verleugnung der eigenen und die ständige Priorisierung der fremden Bedürfnisse führen nicht selten in eine große Persönlichkeitskrise. Die Folgen sind selbstverletzendes Verhalten, Essstörungen, Depressionen und Suizidalität als Begleiterscheinung. Aber auch körperliche Symptome können sich entwickeln: Neurodermitis, Epilepsie, Magen-Darm-Beschwerden, Kopfschmerz ... Viele scheinbar unerklärliche Erkrankungen, die als psychosomatisch erfasst werden.
Gelegentlich fallen die Panda-Typen aber bereits frühzeitig

durch ihre übersteigerte Anpassungsbereitschaft und die Negierung der eigenen Persönlichkeit negativ auf. Sie werden dadurch häufig nicht ernst genommen und nicht selten zum Gespött der anderen Kinder. Schlimmstenfalls werden sie zu Mobbingopfern. Es sind aber auch die als besonders schüchtern geltenden Kinder. Die lieben, hilfsbereiten. Oder die, die keiner so recht zu bemerken scheint.

Dann gibt es da noch den kleinen, roten Panda. In der Übersetzung ist dies auch der Katzenbär oder Sonnenbär. Bei der Betrachtung der Tiere oder schon eines Fotos, entlockt dieses Tier vielen Menschen gleich ein: »Och, ist der süß!«. Auch diese Tiere, obgleich sie nicht zu den »echten« großen Bären zählen, sind Einzelgänger. Sie sind in ihrem Wesen friedliche und zurückhaltende Tiere, welche eher die Flucht antreten als zu kämpfen. Auch aushalten und anpassen liegt nicht in der Natur des roten Pandas. In ärgster Bedrängnis jedoch, werden auch sie sich verteidigen, kratzen und beißen. Die zentrale Überlebensstrategie dieser Bärenspezies scheint der Rückzug zu sein.
»Unsere« Roten-Panda-Kinder erleben wir als sehr ängstliche und zurückgezogene Kinder. Am liebsten sind sie für sich. Sozialen Anforderungen weichen sie am liebsten aus. Wenn sie Freundschaften bilden oder Zeit mit anderen verbringen, dann meistens nur mit einem weiteren Kind. Gruppensituationen meiden sie, wenn sie können. Falls sie ihnen nicht ausweichen können, versuchen sie sich zumindest kommunikativ aus allen Aktivitäten rauszuhalten.

Warum ist diese Unterscheidung notwendig und bedeutsam?

Bei der Betrachtung von Menschen und ihrem Verhalten stellen wir fest: Jeder Mensch ist einzigartig und individuell. Dennoch gibt es Gemeinsamkeiten, die uns helfen, uns zu orientieren. Um diese Gemeinsamkeiten zu veranschaulichen, haben wir unsere

Metapher gewählt. Wir haben neben der Überschrift Bär noch die Untergliederung der Bärenarten gewählt.

Und warum nicht beim Wolf?
Tatsächlich werden Wölfe eher nicht in unterschiedliche Arten unterteilt bezüglich ihres Verhaltens, sondern eher aufgrund ihrer Lebensumwelt. Hier würden wir das Verhalten eher einteilen in bestimmte Rollen, z.B. Alpha-Wolf, Mitläufer etc.
Bei den Bären ist es deutlicher mit Bildern zu definieren. Und diese Definition dient der Veranschaulichung der Überlebensstrategien Fight – Flight – Freeze.

Also auf die Menschen übertragen:
Es gibt Menschen, die auf Stress eher mit Aggressionen reagieren. Das würde dem Typus Grizzly nahekommen (Fight). Andere wiederum sind derart bemüht sich anzupassen, nicht unangenehm aufzufallen, es allen recht zu machen, bis zur Selbstaufgabe, um zu »überleben«. Der Typ großer Panda (Freeze). Und wieder andere sind ständig bemüht, jeder Konfrontation und jeglichem Stress aus dem Weg zu gehen, in dem sie sich zurückziehen. Der Typ roter Panda (Flight).
Das gesamte Verhaltensspektrum finden wir bei Menschen wieder. In unserer Arbeit wird dies als abweichendes, auffälliges Verhalten definiert. Als etwas, was von der Norm abweicht, was vermieden werden muss und manchmal therapiebedürftig ist.
Wir finden, dass dies der falsche Ansatz ist. Wir wünschen uns, dass Verhalten neu verstanden werden sollte. So kann etwas entstehen, was zusammenbringt, abseits von der Zuschreibung von Defiziten.

Nehmen wir mal ein klassisches Szenario in einer Schulklasse mit einem »typischen« ADHS-Jungen. Also Typ Grizzly. Die Zuschreibung zu diesem Kind lautet: Kann nicht still sitzen, quatscht ständig dazwischen, hält sich nicht an Regeln, kann sich nicht konzentrieren und wird im Konfliktfall schnell aggressiv. Aus Sicht des Kindes ist das aggressive Verhalten das Ende einer ganzen Kette von Irritationen und Verletzungen. Aus Sicht vieler Erwachsener wird das Kind jedoch meistens so beschrieben, dass es unmittelbar und unvorhersehbar aggressiv wird. Sozusagen der schuldhafte Aggressor. Seine Verhaltensauffälligkeiten wurden mit Schuleintritt noch deutlich ersichtlicher als im Kindergarten. Lehrer, Eltern sowie Kind sind mittlerweile fix und fertig mit den Nerven. Sie wissen nicht mehr weiter. Nicht vor und nicht zurück. Egal ob Belohnung, Konsequenz, Therapie oder Medikamente. Nichts scheint bei diesem Kind zu wirken. Sämtliche Pädagogik scheitert. In unserem gesellschaftlichen Bild: Ein absolut defekter Wolf!

Nun können aber die Eltern, oder die Großeltern, manchmal sogar einzelne Lehrer beschreiben, dass das Fehlverhalten in bestimmten Sequenzen nicht vorhanden ist. Logische Schlussfolgerung ist dann oft: Der Junge kann also, wenn er will! Also will er oft nicht! Aus unserer Sicht eine fatale Fehleinschätzung! Wenn wir einmal annehmen, dass dieser Junge kein defekter Wolf, sondern ein gesunder Bär, ein Grizzly ist, könnte sich das Bild verändern.

Der Grizzly-Junge ist vermutlich schon morgens früh massiv überreizt. Er hat nicht gut geschlafen, in den morgendlichen Abläufen gab es Dinge, die für sein Empfinden nicht richtig gelaufen sind. Es liegt der falsche Pullover bereit, er musste zuerst ins Bad, obwohl er sonst immer als zweites geht, die Mutter hat den falschen Brotbelag gewählt. Vielleicht musste er Dinge gegen sein Bedürfnis tun. Den gemütlichen Schlafanzug ausziehen, die Zähne mit der scharfen Zahnpasta putzen, frühstücken, obwohl er gar keinen Hunger empfindet. Zur Schule gehen, obwohl das neue Lego Set noch nicht aufgebaut ist. Dann wurde er auf dem Schulweg angerempelt, sein bester Freund ist heute krank und in der ersten Stunde ist Deutsch, was er nicht mag. Vor allem, weil die Lehrerin ihn scheinbar nicht mag und heute sein Klassenzim-

mer renoviert wird und sie auf einen anderen Raum ausweichen mussten. Und so ist der Stresslevel auf ein unerträgliches und kaum mehr zu bewältigendes Maß gestiegen. Noch hat er sich aber so unter Kontrolle, dass er nur mit dem Stuhl kippelt, um seine Körperspannung, die aus der Reizüberflutung entsteht, zu reduzieren. Erste Ermahnung der Lehrerin. Daraufhin knabbert er an seinem Stift, mit dem gleichen Ziel – Spannungsabbau. Erfolg: Zweite Ermahnung. Dann aber nimmt die Lehrerin ihn dran, obwohl er keine Ahnung hat, was sie von ihm hören will. Das liegt darin begründet, dass die Fragestellung einfach mal wieder nicht eindeutig genug war. Es bricht aus ihm heraus. Er schnauzt die Lehrerin an, diese zieht die Konsequenzen.
Nächstes Level: Er landet auf der Verhaltensampel auf Rot. Bedeutet: Klassenregeln abschreiben. Anruf bei den Eltern. Daraus folgt recht sicher: Spielverbot mit dem neuen Lego Set. Da rutscht ihm doch bei dem Gedanken an diese Ungerechtigkeit noch eine Beleidigung der Lehrerin gegenüber heraus.
Noch ein Level-Up auf der Eskalationsleiter: Er muss von der Mutter abgeholt werden. Weiterer Ärger vorprogrammiert. Kommt uns das nicht alles bekannt vor? Was hat das aber nun mit sensibler Wahrnehmung und Grizzly zu tun? ALLES!

Kein Erziehungsproblem? Nein! Auch nicht ein klitzekleines? Jedenfalls keins, über das wir ein Buch schreiben müssten.

Die Frage muss anders lauten: Wie soll der sensible Grizzly denn mit Überreizung und Stress umgehen? Es liegt nicht in seiner Natur, klein beizugeben. Er ist in einem massiven Störgefühl, schon beim Aufstehen. Die schier unendlich vielen Stufen bis zum Ausbruch hat aber keiner von außen so richtig wahrgenommen. Der Grizzly-Junge schon. Und er hat sie ausgehalten, bis es nicht mehr ging! Hätte der Tag anders begonnen, hätte er mehr auf seine Bedürfnisse achten dürfen, wäre es vermutlich nicht so weit gekommen. Diese Beschreibung können die

Eltern, die Großeltern und auch die Lieblingslehrerin bestätigen. Es gibt Zeiten und Tage, in denen der Junge entspannt oder zumindest entspannter ist. Einfach weil weniger Reize, weniger unerwünschte Reize auf ihn einprasseln. Der Schlaf war gut, morgens war noch etwas Zeit zum Lego spielen. Der Lieblingspulli war frisch gewaschen, der beste Freund war in der Schule, die Lehrerin hat ihm ermöglicht, eine Aufgabe schriftlich zu erarbeiten, weil sie weiß, wie ungern er sich mündlich beteiligt, weil ihn dann immer alle so anstarren. Sie weiß und versteht, dass ihm dies peinlich ist und er nicht auffallen will. Schon gar nicht negativ. Der Junge ist ok. Wenn der Rahmen stimmt. Er ist lediglich besonders sensibel und reagiert seinem Naturell entsprechend darauf. In der Natur ist uns das alles klar: Reize keinen Grizzly, wenn du das Echo nicht verträgst.

Die gleiche Situation mit einem Panda-Mädchen würde vermutlich anders enden. Das Mädchen würde den Schultag brav mitmachen. Niemand hätte einen Anlass zur Beschwerde. Oder vielleicht doch? Die Eltern, die das Mädchen nach so einem Schulalltag kaum noch dazu bewegen können, die Hausaufgaben zu machen. Aber nicht, weil sie trotzig ist, sondern einfach, weil der Akku leer ist. Oder sie würde sogar diese noch bewältigen, könnte aber dann nicht mehr zum Volleyballtraining, weil sie ständig diese unerklärlichen Bauchschmerzen hätte. Oder sie würde auch das noch bewältigen, läge dann aber weinend im Bett, vor lauter Erschöpfung, mit düsteren Gedanken: Warum bin ich nur so? Alle anderen sind jetzt noch fit und fröhlich und ich kann einfach nicht mehr. Was stimmt mit mir nicht? Kann ich nicht einfach normal sein?

Das Kind vom Typ Roter-Panda wiederum würde seinem Naturell entsprechend versuchen zu flüchten. Es könnte häufig abwesend wirken, tagträumen, im Unterricht unbeteiligt bleiben, in den Pausen allein spielen. Nachmittags würde es sich mit

niemandem verabreden und am liebsten in seinem Zimmer bleiben wollen. All das, um den belastenden, über- und unterfordernden Situationen zu entkommen. Auch bei diesen Kindern gibt es nicht selten physische Symptome wie Kopfschmerzen, Bauchschmerzen, Übelkeit ... Alles Reaktionen, die eine »Überempfindlichkeit« repräsentieren. Oftmals verschwinden diese Symptome jedoch, wenn das Kind dann tatsächlich im Rückzug ist.
Die verantwortlichen Bezugspersonen und ihre Ratgeber möchten aber der sich vermeintlich entwickelnden Sozialphobie entgegenwirken. »Das Kind soll nicht länger so einsam und unglücklich sein. Es muss dringend ein Mannschaftssport her. Die Eltern dürfen das Kind nicht »so in Watte packen. Was ist da bloß los?«

Deutlich wird: Die Situation ist immer wieder gleich. Zumindest vergleichbar. Die Reaktion darauf aber ist unterschiedlich. Dies hat mit der Wahrnehmung und der Reizoffenheit unserer Gehirne zu tun. Darüber hinaus gibt es selbstverständlich unsere individuellen Persönlichkeitsmerkmale und unsere persönliche Biografie. Natürlich hat es eine Auswirkung, wer wir sind und wie wir aufwachsen. Aber unsere Art wahrzunehmen, haben wir von Geburt an. Sie ändert sich nicht.
Nehmen wir noch mal den Bären zur Hilfe. Selbstverständlich sind Bären unterschiedlich in ihrem Wesen. Das berichten Bärenforscher, wie David Bittner, auf eindrückliche Weise. Und es macht einen enormen Unterschied, ob sie in Gefangenschaft (Zoo, Zirkus ...) aufwachsen oder in freier Wildbahn. Auch in Freiheit macht es einen Unterschied, wo und wie sie leben. Welche Erfahrungen machen sie? Wie ist das Nahrungsangebot? Welche natürlichen Feinde gibt es? Aber die grundsätzlichen Fähigkeiten wie Geruchssinn oder Beißkraft sowie die Urinstinkte des Winterschlafes und des Einzelgängertums wohnen in ihnen. Je nach Bärenart eben lediglich unterschiedlich ausgeprägt.

Was bedeutet das für uns Menschen?
Wir werden mit unserer Art wahrzunehmen geboren. Diese Fähigkeit haben wir geerbt. Sprich: mindestens eines meiner Elternteile hat ebenfalls ein entsprechend reizoffenes Gehirn. Es scheint sogar so zu sein, dass sich dieses Merkmal dominant vererbt. Jedenfalls konnten wir diese Erkenntnisse aus unserer therapeutischen Arbeit gewinnen.
Die Persönlichkeitsmerkmale jedoch, andere genetische Komponenten und mein Lebensumfeld prägen mich dahingehend, wie ich schlussendlich mit meiner Art wahrzunehmen zurechtkomme.
Bei dem Bild des Bärenspektrums geht es also darum, zu verdeutlichen, welcher Stresstyp ich bin. Wie ist meine natürliche Reaktion auf Herausforderungen, die zum Stress werden? Man könnte es manchmal sogar als Problemlösungsstrategie bezeichnen. Aber keine Strategie, die ich mir zurechtgelegt habe, sondern eine, die mir biologisch in die Wiege gelegt wurde. Fight – Flight – Freeze. Die Resilienzforschung beschreibt den Modus unter anderem so:

»Diese Stressreaktion beginnt bei der Wahrnehmung. Beim ältesten Teil des Hirns, dem Stammhirn oder genauer gesagt: dem periaquäduktalen Grau (PAG), kommen die visuellen Reize an. Wenn dieser keine Stressoren (Auslöser für Stress) wahrnimmt, geht die Information weiter ins Großhirn. Das verarbeitet und speichert sie. Erst hier wird uns dann die Information tatsächlich bewusst. Vereinfacht gesagt: Das Denken beginnt. Wenn dem Stammhirn jetzt allerdings ein Signal für Gefahr gesendet wird, bleibt keine Zeit für ausgiebiges Denken. Das Großhirn geht in den Stand-by Modus und der Körper übernimmt die weiteren Reaktionen. Das PAG steuert dann sehr schnell die Angriffs- oder Fluchtreflexe.«

[Zitat: Resilienz Akademie Göttingen]

In Gefahrensituationen reagieren unsere Gehirne in Bruchteilen von Sekunden mit Angriff (Grizzly), Flucht (Roter Panda) oder Totstellen (Großer Panda).
Wie reagiert mein eigenes Gehirn im Gefahrenmoment, der in der Biologie als Kurzzeit-Notfall-Programm beschrieben wird? Bin ich der Typ Angriff-Kampf? Der Typ Flucht-Rückzug? Oder der Typ Totstellen – Anpassung – Kompensation? Und wie sieht das bei meinem Kind aus?
Diese Notfallprogramme sind noch aus der Urzeit in uns verankert. Sie erfüllen einen Sinn. Unmittelbares Handeln ersetzt im Gefahrenmoment das Denken. Das dient weiterhin unserem Überleben. Nach Charles Darwin überlebt weder die stärkste Spezies noch die intelligenteste, sondern diejenige, die am besten auf die Veränderungen reagiert (Charles Darwin, *Über die Entstehung der Arten*).

Der Unterschied, welcher nun in unserer heutigen Zeit entsteht, ist der stetige, permanente Stress. Das Andauern von Gefahrensituationen. Bedeutet also, dass wir unter Stress unmittelbar reagieren. Im Rahmen unseres Naturells. Rational ist die Reaktion nicht, sondern eher ein Reflex. Unser Gehirn kommt nicht mehr in den Entspannungszustand. Und dies ist bei den besonders sensiblen Wahrnehmern unserer Erfahrung nach besonders eklatant. Unsere Bärenmenschen stehen permanent unter Strom und sind reizüberflutet. Das Gehirn wird überlastet und daraus können sich Krankheiten und Störungen entwickeln. Was es also wirklich braucht, ist ein Lebensrahmen, der Entlastung verschafft. Entlastung vom Wahrnehmungsstress! Pausen! Schlicht ein passender Rahmen, keine Therapien oder Medikamente.

Wolf und Bär im Rudel

Also gut: Es braucht einen passenden Rahmen. Den braucht es sicherlich für alle Menschen, egal ob Wolfstyp oder Bärentyp. Aber in unserer Welt ist es für die Bären noch elementarer. Warum ist das so? Auch hier ist die Antwort: Aufgrund ihrer sensibleren Wahrnehmung!

Wir leben in einer Welt, die vor Reizen nur so strotzt. Die gewaltige Informationsflut, die unser Gehirn verarbeiten muss, verhindert, dass wir zu Ende denken. Bevor wir fertig sind mit dem Einsortieren der Informationen, kommen schon wieder neue, die verarbeitet und in unserem Koordinatensystem verortet werden sollen. Welche Informationen sind wichtig für mich? Welche sind weniger wichtig oder unwichtig? Welche muss ich mir merken und welche kann ich vergessen? Unser Globus beheimatet so unglaublich viele Menschen, dass wir mittlerweile einfach nicht mehr »artgerecht« leben. Wir leben nicht mehr im Einklang mit der Natur, inklusive unserer menschlichen Natur. In entlegenen, wenig besiedelten Gegenden ist es vielleicht noch möglich. Aber selbst dort ist man ohne Internet schon kaum noch überlebensfähig. Die technische Entwicklung bestimmt immer mehr unser Leben. Das Tempo hat sich von Jahr zu Jahr derart rasend, sogar exponentiell, entwickelt, dass unsere Urzeitgehirne nicht mehr hinterherkommen. Niemals gibt es Ruhe. Immer muss ich »auf Sendung« sein. Die Funktionalität ist ein hohes Gut. Rückzug, Ruhebedürfnis oder gar Ausstieg aus dieser Funktionalität werden als menschliche Fehlleistung interpretiert. Dabei klagen immer mehr Menschen über körperliche und mentale Müdigkeit. Aus unserer Sicht eine angemessene Reaktion auf den aktuellen Lebensrahmen.

Unser Alarmsystem ist nämlich noch intakt. Wenn wir darauf hören. Wenn nicht, meldet sich der Körper mit Symptomen. Die

Kinder zeigen uns Erwachsenen, wie gut das menschliche Alarmsystem funktioniert. Geraten sie in Not, machen sie das deutlich. Wunderbar, könnte man denken. Jetzt braucht es nur noch jemanden, der sie ernst nimmt. Oder? Wäre es vielleicht doch besser, wenn die Kinder lernen würden, sich den Anforderungen anzupassen? »Stell dich nicht so an. So schlimm ist das doch nicht!« dürften die meisten Kinder schon einmal gehört haben. Funktionalität wird priorisiert, zu Ungunsten der Persönlichkeitsentwicklung. Ein spannendes Thema für ein weiteres Buch.

Die Herausforderung bleibt in jedem Fall erhalten: Wie gehen wir mit der Informationsflut um? Durch die Menge an Menschen und unseren neuzeitlichen Lebenswandel wird zumindest deutlich, dass der Mensch eine Menge Filter benötigt, um nicht »auszurasten«. Nicht aus dem Raster zu fallen. Im Raster bin ich im kollektiven Sinne, wenn ich rudeltauglich und strapazierfähig bin. Teamplay ist das zentrale Element. Hier sei noch mal an die Softskills erinnert, die quasi für jedes Vorstellungsgespräch unabdingbar scheinen. Mittlerweile noch mehr als die Hardskills.
Bei der Menge an Menschen ergibt das ja durchaus auch Sinn. Da ist nicht wirklich Platz für ausgiebigen Individualismus. Zumindest nicht für egozentrische Individualisten. Höchstens in der Unterhaltungsbranche und unter Künstlern. Individualität ist nur gewünscht, solange niemand in der Gruppe dadurch gestört wird. Ein Team funktioniert nur so gut, wie sein »schwächstes« Mitglied. Also sieh zu, dass du stark für die Gruppe bist.
Es wird deutlich: Unser Leben fokussiert sich auf die Gemeinschaft. Das Rudel. Die Beziehung.

Es gibt den schönen Spruch: Erziehung ist Beziehung. Super! Aber was, wenn an die Beziehung bestimmte Erwartungen geknüpft sind? Wölfische – »rudelige« Erwartungen. Die Erwartung der Gemeinschaft und nicht der Achtsamkeit für sich selbst. Dann stelle ich vielleicht mein Bedürfnis zu Gunsten deines

Bedürfnisses zurück. Zumindest bin ich bereit dazu. Unabhängig davon, wie es sich für mich anfühlt. Aus Liebe und Zuneigung zu dir!
Was, wenn ich, Bär, aber nun bereit für meinen Winterschlaf bin? Ich will dir nichts Böses, aber jetzt ist definitiv die Zeit für meinen Rückzug gekommen. Jetzt! Nicht in ein paar Tagen, Stunden oder Minuten. Jetzt! Du verstehst das nicht? Du bist nun sauer auf mich? Ich verhalte mich falsch und brauche Hilfe, damit ich dich verstehe? Wie bitte? Ich bin krank!?

Wölfische Menschen haben irgendwann die Deutungshoheit erlangt. Die Deutungshoheit darüber, was normal und was eben nicht normal ist. Die Menschen, denen von Natur aus mehr Filter zur Verfügung stehen, die sozialen Netzwerker, haben festgelegt, welches menschliche Verhalten gesund und welches ungesund ist. Festgemacht wurde es an der Tauglichkeit für die Gruppe.
Individualität, Egozentrik, Ichbezogenheit, Bedürfnisorientierung ist nur so lange in Ordnung, wie es direkt nützlich für die Gruppe ist. Sonst wird es zur Belastung. In früheren Zeiten erfolgte dann schneller der Ausschluss aus der Gemeinschaft. Heute passiert es subtiler. Es wird »geholfen«. Geholfen, wieder in die Gruppe integriert zu werden, wenn ich nicht mehr tragbar bin für die Gemeinschaft.
Krabbelgruppe, Kindergarten, Spielplatz, Verein, Mannschaftssport, Schule, Großraumbüros: alles Plätze, an denen Wölfe aufleben können. Hier kommen ihre Fähigkeiten zur Geltung. Hier tanken sie auf. Hier spüren sie die Energie. Hier spüren sie sich und fühlen mit den anderen. Die Gruppe gibt Sicherheit und somit letztendlich Entspannung. Soziales Feedback ist ihr psychisches Grundnahrungsmittel.

Und was ist mit den Bären? Den Menschen, die so reizoffen sind, dass Menschengruppen zur Reizüberflutung führen können? Die sich nicht schützen können vor zu viel Input? Deren Gehirne stetig im »Notfall-Gefahren-Programm« laufen? Die sich in der Ruhe, oder höchstens mit einem ausgewählten Menschen, spüren, wohlfühlen, Energie tanken? Die wunderbar allein zurechtkommen und die Gemeinschaft nur genießen können, wenn es ihnen ein Bedürfnis ist oder einen bestimmten Zweck erfüllt? Sie werden herausgefordert, überfordert, gereizt, überreizt, unglücklich, krank. Ohne dass sie dafür verantwortlich sind. Ohne böse Absicht. Ohne Verständnis zu erhalten. Ohne verstanden zu werden. Ohne Rücksichtnahme. Aber mit der äußeren Erwartung, dass sie sich verändern müssen!

Was wäre, wenn wir den Spieß umdrehen würden? Wie würde sich all das gestalten, wenn das stetige Bedürfnis nach Gemeinschaft, Austausch, Small Talk, »Unterwasserjojo«, Teamplay ... plötzlich an Wert verlieren würde?
Einfach nur deswegen, weil nun Bärenmenschen die Deutungshoheit hätten. Wenn das schiere Bedürfnis, mal mit der Freundin bummeln zu gehen, oder abends am Telefon zu quatschen (über die neue Frisur der Kollegin, das tolle Kleid im Geschäft, das nervige Wetter ...) schon als unnormal gelten würde. Schließlich gäbe es ja genug Argumente gegen diesen unproduktiven Unsinn. Wie würde es wohl sein, wenn man hinterfragen sollte, dass man sich unwohl fühlt, weil man allein vor dem Computer sitzt, anstatt mit Freunden beim Stammtisch.
Wenn es als gesund gälte, nur maximal alle zwei Wochen eine Gruppenaktivität zu besuchen und dazwischen nicht mal das Bedürfnis danach verspüren dürfte.

Nicht dürfte! Weil es nicht normal ist!

Wie viele Wolfsmenschen wären dann wohl unnormal, unglücklich, depressiv, suizidal und auf jeden Fall therapiebedürftig?

Der Wolf im Rudel. Ein funktionierendes System.

Der Bär allein in der Wildnis. Ein funktionierendes System.

Der Wolf allein.
Nur über einen gewissen Zeitraum gesund.
Nur, wenn das Rudel ihn jederzeit wieder aufnimmt.

Der Bär im Rudel.
Nur über einen gewissen Zeitraum gesund.
Nur, wenn er jederzeit die Höhle aufsuchen kann.

Bären in Not

An dieser Stelle möchten wir einmal einen Blick auf das Leben von Bärenfamilien werfen. Die folgenden Beispiele sind alle aus unserer Praxis. Sie beschreiben Familien, die wir begleiten dürfen. Wir sind sehr dankbar für die Erlaubnis, dass wir ihre Geschichte erzählen dürfen. Ihre Pseudonyme haben sie sich selbst ausgesucht. Die Geschichten stehen beispielhaft dafür, was entstehen kann, wenn Kinder einen unpassenden Lebensrahmen vorfinden.

Joshua und Noah

Joshua und Noah sind Kinder einer alleinerziehenden Mutter. Joshua ist acht Jahre, Noah sechs Jahre alt. Die Eltern leben getrennt, seit die Brüder vier und zwei Jahre alt sind. Die Mutter beschreibt ihre Kinder mit folgenden Merkmalen: Joshua ist vorsichtig, zurückhaltend, ruhig und sensibel. Er ist kreativ, aufgeweckt, humorvoll und chaotisch. Noah ist eher wild, impulsiv und laut. Gleichermaßen ist er sensibel, fürsorglich, kuschelig und ordentlich. Würde nach solchen Beschreibungen jemand auf die Idee kommen, dass irgendetwas nicht stimmt mit den Jungs? Wohl kaum. Das sind die Schilderungen dieser Mutter, wenn die Kinder ausgeglichen sind.

Und was ist mit den Schwierigkeiten? Welchen Einfluss hat ein unpassender Rahmen?

Bei Joshua bemerkte die Mutter erste Auffälligkeiten in der Eingewöhnungszeit im Kindergarten. Joshua war drei Jahre alt und wollte sich einfach nicht von seiner Mutter verabschieden. Er blieb immer an ihrer Seite. Er wollte nicht mit anderen Kindern spielen. Wenn die Mutter gehen wollte, weinte er, schrie und klammerte sich an ihr fest. Dieses Verhalten nahm auch nach längerer Zeit kaum ab. Zumindest blieb er nach einiger Zeit im Kindergarten. Allerdings nur sehr unregelmäßig. Es funktionierte nicht jeden Tag. Manchmal auch über einen längeren Zeitraum gar nicht. Dieses Auf und Ab zog sich bis zum Ende der Kindergartenzeit hin. Als Erklärungsmodell, welches die Erzieher zum kindlichen Verhalten entwickelten, boten sie zum einen die Trennung der Eltern an und zum anderen die mangelnde Trennungskompetenz der Mutter. Ein häufig gehörter Satz, der die Mutter begleitete, war: »Sie können Ihr Kind nicht loslassen! Das spürt er!«

Nach Kindergartentagen lag Joshua wach im Bett. Er konnte nicht einschlafen. Er sagte immer und immer wieder: »Mir geht es nicht gut!« Aber was kann man tatsächlich mit so einer Aussage machen? Niemand hatte eine Erklärung dazu. Zusätzlich war er oft schlapp und antriebslos. Ein Arzt konnte dann doch etwas finden. Kurz vor seinem sechsten Geburtstag erhielt Joshua die Diagnose Diabetes. Immerhin ein erster Ansatz, und ein Grund zu fühlen, dass doch nicht alle Verantwortlichkeit für die Schwierigkeiten bei der Mutter lag. Nach der Einstellung seiner Blutzuckerwerte besserte sich die Situation. Joshua war wieder lebendiger und auch der Kindergartenbesuch war in den letzten ein bis zwei Monaten etwas entspannter.

Es folgte die Einschulung. Auch hier wurden Joshuas Schwierigkeiten wieder deutlich. Früh erkannte die Lehrerin, dass Joshua im Klassenverband schnell überreizt war. Intuitiv nahm sie ihn immer häufiger aus Gruppensituationen heraus und entwickelte für ihn weniger reizintensive Einheiten.

Doch auch Joshuas körperliche und psychische Beschwerden wurden immer massiver. Joshua klagte täglich über Bauchschmerzen, Kopfschmerzen und Kribbeln in den Beinen (bereits vor Schulbeginn). Irgendetwas tat immer weh. Übelkeit stellte sich ein. Immer häufiger konnte die Mutter ihn nicht in der Schule lassen, er musste früher abgeholt werden. Joshua verweigerte zunehmend den Schulbesuch. Ihm sei es zu laut und einfach zu viel. Alles in Bezug zur Schule wurde zur maximalen Herausforderung. Schule in Gänze wurde für Joshua schon fast zum roten Tuch. Dabei gab es auf intellektueller Ebene grundsätzlich kein Problem. Joshua konnte schon vor Schuleintritt lesen. Ganze Sätze und auch unbekannte schwierige Sätze und Begriffe. Dennoch: Schmerzen, Weinen, Verzweiflung waren die vorherrschenden Begleiterscheinungen im Leben der Familie.

Durch den Diabetes, welcher im Schulbetrieb immer wieder zu Herausforderungen führte, bekam Joshua im zweiten Schuljahr eine Integrationshilfe. Sie sollte im Blick halten und intervenieren, wenn Joshuas Blutzuckerspiegel aus dem Gleichgewicht geriet. Sie konnte ihn auch begleiten, wenn er sich zurückziehen wollte und musste. Dennoch verweigerte er sich mittlerweile so sehr, dass er nur mit körperlicher Gewalt ins Auto zu setzen gewesen wäre. Vom Betreten der Schule ganz zu schweigen. Er mochte zwar seine Lehrerin und auch die Kinder schrieben Briefe, dass sie sich auf Joshua freuen würden. Aber Joshua erklärte ganz deutlich: »Ich kann nicht!«

In dieser Phase brach Corona über die Welt herein. Eine vermeintliche Chance für Joshua. Raus aus der großen Gruppe. Lernen im eigenen Tempo. Doch auch hier wurde es für ihn zunehmend schwieriger, sich Lerninhalten zu widmen. Weder seine Mutter noch die Integrationshilfe fanden einen Zugang zu ihm. Joshua schlitterte immer tiefer in Depressionen und unerklärliche Schmerzen. Geräusche, Gerüche, Licht. Alles ein Graus für den Jungen. Manchmal war er nicht mal dazu zu bewegen, den Schlafanzug auszuziehen. Schon immer waren Hosen mit festem Bund für Joshua untragbar. Am liebsten wäre er bei Wind und Wetter, selbst bei Kälte, in kurzer, weicher Hose und T-Shirt gekleidet gewesen und barfuß gelaufen. Alle Versuche, ihm eine Tagesstruktur mit und in der Schule zu vermitteln, scheiterten.

Die Erklärung der Außenwelt: Die Mutter ist einfach nicht konsequent genug. Sie muss mehr Druck machen.

Joshuas jüngerer Bruder Noah zeigte sich anders als sein großer Bruder. Obwohl er von seiner Mutter als gleichermaßen sensibel erlebt wird, zeigte er nach außen hin schon immer eher grenzüberschreitendes Verhalten. Bereits als Baby erlebten die Eltern ein lautes Kind. Er schrie stundenlang. Nichts half. Egal, was sich Eltern, Familie und Ärzte einfallen ließen. Schlafen ging höchstens mal für ein bis zwei Stunden am Stück. Er hatte ein unbändiges Verlangen, gestillt zu werden. Am liebsten unaufhörlich. Die Erklärung, die damals gefunden wurde: Noah ist eben ein »Schreibaby«. Mit sechs Monaten begannen Noahs Wutanfälle. Er schlug mit dem Kopf auf den Boden, sodass die Eltern stets ernsthafte Verletzungen befürchten mussten. Auch hier hieß es: »Sie haben halt ein impulsives Kind.«
Die Eingewöhnung im Kindergarten verlief bei Noah emotional ähnlich wie bei Joshua. Sein Kindergartenbesuch fand auf Sicht lediglich etwas regelmäßiger statt. Einschlafschwierigkeiten waren jedoch ebenfalls an der Tagesordnung. Zu Hause zeigte Noah weniger Rückzugstendenzen als Joshua, dafür aber deutlich mehr Wutausbrüche. Dazu immer wieder nächtliches Einnässen. Obwohl er eigentlich schon länger trocken war.

Durch die Beschreibungen der beiden Kinder lässt sich vermutlich erahnen, dass es auch im häuslichen Zusammenleben zu Reibung und Konflikten kommt. Noah, der gerne aktiv, laut und wild ist – Joshua, der gerne allein, in Ruhe und bedächtig ist. Wenn Noah aus dem Kindergarten kommt, steigt Joshuas Stresspegel schon von ganz alleine. Noch bevor Noah die Wohnung betritt. Nicht selten hat das auch direkten Einfluss auf seinen Blutzuckerspiegel. Wenn dieser aus dem Gleichgewicht gerät, werden Joshuas Sensibilitäten noch intensiviert. Möchte Noah gerne noch auf den Spielplatz, dann möchte Joshua lieber allein in seinem Zimmer sein. Möchte Noah mit seinen Spielsachen (Legomännchen, Drachen, Kämpfer ...) spielen, ist dies Joshua trotz geschlossener Türen und Kopfhörern viel zu laut. Ein gemeinsames Spiel der Kinder ist nur sehr selten und über einen kurzen Zeitraum möglich. Viel eher geraten die beiden in so massive Streitigkeiten, dass es Wutausbrüche, Tränen und zerstörte Gegenstände gibt. Immer häufiger ist es so, dass Noah Joshuas Sachen nicht anfassen darf. Sonst sind sie für Joshua »verseucht«. Er kann sie nicht mehr benutzen. Keine Erklärung, Beschwichtigung, kein »Zauber« hilft. Er hat diese Dinge dann unwiederbringlich »verloren«. Eine Zerreißprobe für die Mutter. Muss die Mutter dann auch noch einkaufen, bleibt die Frage wann, mit wem, mit welchen Konsequenzen? Ein Einkauf im Supermarkt bedeutet gerade für Joshua maximalen Stress. Laut, hell, reizüberflutend! Das Kind aber immer wieder allein zu Hause zu lassen, gerade wenn der Diabetes verrücktspielt, ist auch keine Option. Ein Einkauf potenziert das Ganze jedoch noch!

Egal, welche Hilfe gesucht wurde, welche Ideen zusammengetragen wurden, in der Schlussfolgerung hörte die Mutter immer wieder die eine Erklärung: Trennungskinder mit einer überforderten, nicht konsequenten Mutter. Sie neigte dazu, den Worten zu glauben.

Erste Ansätze für die Mutter, doch mal über ihr »schuldhaftes Versagen« hinauszublicken, gab es, als der Vater der Kinder die Diagnose ADHS erhielt. Vorausgegangen waren viele Schwierigkeiten in seinem Alltag, die am Ende zum Burnout führten. Die Mutter begann in diesem Zusammenhang damit, sich in das Thema ADHS zu vertiefen und stieß wegen der ähnelnden Symptome auch immer häufiger auf den Begriff Autismus. Es passte vieles in unglaublicher Weise gut zu ihren Kindern. Und es würde einfach so viel erklären.
Aber andererseits: Was, wenn der Rest der Welt doch Recht hätte und sie doch Schuld sei an den Auffälligkeiten ihrer Kinder? Diese Frage ließ die Mutter nicht los!

In dieser Phase fand ein intensiver Austausch mit uns als ihren Therapeuten statt. Die Überlegungen für und wider die Zuschreibungen, Erklärungsmodelle, Hintergründe, Auswirkungen, Zusammenhänge wurden intensiv auseinander gepflückt. Die Mutter hatte für sich verstanden: Meine Kinder sind hoch sensibel. Sie sind reizüberflutet. Sie reagieren auf die geringsten Veränderungen stark. Sie brauchen unglaublich viel Sicherheit. Und wahrscheinlich trifft die Diagnose »Autismusspektrumsstörung« besser auf sie zu als alles andere, was bisher in Betracht gezogen wurde. Alles hängt miteinander zusammen, aber die Grundlage für die Schwierigkeiten ist ihre besonders reizoffene Wahrnehmung. Sie brauchen Liebe und Verständnis und einen passenden Rahmen, um sich wohlzufühlen und glücklich zu sein. Doch gerade an diesem Verständnis mangelte es die ganze Zeit. Am wenigsten von der Mutter selbst. Das Problem war und ist das komplette soziale und gesellschaftliche Umfeld. Der Mutter wurde klar: Um zumindest ansatzweise Verständnis zu erhalten und die Möglichkeit für einen hoffentlich passenderen Rahmen zu bekommen, braucht es einen medizinischen Nachweis, eine Diagnose!

Zu Hause konnte sie ihr angehäuftes Wissen und ihre Intuition nutzen, um ihren Kindern einigermaßen gerecht zu werden. Die sozialen Anforderungen und der Druck durch Kindergarten, Schule, Gesellschaft aber blieben gleich. Zumindest ohne ärztliche Bescheinigung. Somit entschied sich die Mutter zu einer Diagnostik und beide Kinder erhielten nach einigen Wochen das Ergebnis: Autismusspektrumsstörung. Nun konnten all die bestehenden Herausforderungen und Schwierigkeiten verbrieft mit anderen Augen betrachtet werden.

Herausforderungen, die von der Mutter wie folgt beschrieben werden:

- Verweigerung, in den Kindergarten zu gehen
- Essensverweigerungen
- Noah darf Joshuas Sachen nicht anfassen, sonst sind sie unwiederbringlich »toxisch«
- Tics (Joshua: unkontrolliert Laute machen) (Noah: nach dem Nachhausekommen Türe 2x abschließen, Haare 3x nach hinten streichen, 3 Süßigkeiten, bei strenger Einhaltung der Reihenfolge)
- alltägliche »Missgeschicke« durch unkoordinierte Handlungen (umfallende Gläser, Flaschen, Haferflocken ...)
- Konzentrationsschwierigkeiten
- stressbedingter hoher Blutzuckerspiegel
- Minderwertigkeitsgefühle (»Ich kann das nicht!«)

besonders schwierig/heftig:

- Schulverweigerung
- Panikattacken
- Depressionen (schwere depressive Phase)
- Lust- und Antriebslosigkeit
- Wahnvorstellungen/Halluzinationen (ausgelöst durch Angst/Panik)
- Massive Ängste, die durch kleinste Anlässe getriggert werden
- unüberwindbare Differenzen und heftigster Geschwisterstreit
- Joshuas Aussage: »Ich habe ein schlechtes Leben!«
- unbändige Wut (hauen, beißen, treten ...)
- selbstverletzendes Verhalten (hauen, Kopf auf den Boden schlagen)

- Meltdowns: mit Dingen/Möbeln/Gläsern werfen/ Zerstörungswut
- die ganze Nacht durchschreien, weil der Fuß weh tut, weil ein ferngesteuertes Spielzeugauto drübergefahren ist
- Verweigerung der Diabetestherapie (Katheter setzen, Traubenzucker essen) -> existenziell lebenswichtige Maßnahmen!
- ständige diffuse Schmerzen irgendwo im Körper
- Schlafstörungen

und abgesehen davon:

- der Kampf mit dem System (Ämter, Schule ...), der Familie, dem Umfeld und die Sorge um das Wohl der Kinder
- das (oftmals unterschwellige) Unverständnis, welches einem überall entgegenschlägt

Was hat sich seit Diagnosestellung verändert? Verändert hat sich die Außensicht auf die Familie und die Kinder. Es wird der Mutter endlich geglaubt, wenn sie sagt: Das ist zu viel für meine Kinder. Menschen haben begonnen, zu akzeptieren und zu tolerieren. Einige haben auch begonnen, zu verstehen. Es ist grundsätzlich ein Zugang zu Hilfsangeboten möglich geworden. Allerdings sind diese Angebote eben die, welche das System bereit ist, zu stellen – und nicht unbedingt die, welche die Mutter als hilfreich und sinnvoll erachten würde. Wenn die Mutter gefragt wird, was den Kindern, insbesondere Joshua, helfen könnte, fallen ihr spontan folgende Dinge ein: Ein Hund, gerne ein Assistenzhund. Erst mal eine Distanzbeschulung, welche sich an Joshuas Fähigkeiten orientiert. Eine Wohnung auf dem Land. Abseits von Stadtlärm, mit viel Natur. Doch hier setzen die Hilfsstrukturen nicht an. Grundsätzlich ist etwas Druck genommen worden in Bezug auf die Schule. Dennoch zielt weiterhin alles darauf ab, Joshua so schnell wie möglich wieder in den Unterricht vor Ort zu bewegen. Auch auf die Gefahr hin, dass ihn das überfordert. Erst wenn er noch weitere Male scheitert, gibt es die signalisierte Bereitschaft, über eine tatsächlich alternative Beschulung nachzudenken.

Es hat eine psychische Entlastung durch die Metapher von Wolf und Bär stattgefunden. Entgegen der Entlastung der Diagnose, welche das Kind weiterhin als »gestört/seelisch behindert« definiert, ist hier eine wertfreie Auseinandersetzung möglich. Die Mutter wie auch Joshua nutzen die Metapher. Joshua kann immer häufiger erklären, warum er nun in seine Bärenhöhle muss. Warum ein Rückzug gut tut und nicht verhindert werden muss (darf). Er hat Lösungsstrategien entwickelt. Er möchte oft lieber allein essen und in einem dunkleren Raum sein. Dann kann er entspannter essen als in Gesellschaft und im für ihn grellen Licht. Er kann beschreiben, warum ihn wölfische Menschen anstrengen. Und er erlebt seinen Bruder als Grizzly, der ihn ganz schön anstrengt. Er ist nämlich ein kleiner roter Panda. Naja, eigentlich fühlt er sich eher als Pu der Bär. Und das fühlt sich gut an.

Die allergrößte Veränderung zeigt sich jedoch tatsächlich bei der Mutter. Sie ist nicht mehr die »Alleinschuldige«. Es gibt etwas, das schwarz auf weiß besagt, dass ihre Kinder durch ihre Wahrnehmung besonders herausgefordert sind im Leben. Es besagt, dass sie die Verantwortung für ihre Kinder trägt, aber nicht die Verantwortung dafür, dass sie so herausgefordert sind. Denn sie hat alles in ihrer Macht Stehende getan, um ihren Kindern gerecht zu werden. Sie hat ihre Berufstätigkeit aufgegeben, um für ihre Kinder da zu sein. Sie hat sich mit ihrem sozialen Umfeld auseinandergesetzt und manches Mal auch überworfen, um ihre Kinder zu schützen. Sie ist über ihre eigenen Grenzen gegangen (und tut es noch). Hat ihre eigenen Bedürfnisse ganz nach hinten geschoben. Dorthin, wo sie noch immer darauf warten, irgendwann Beachtung zu finden. Sie hat an sich gezweifelt und war bereit, alle »Schuld« auf sich zu laden. Sie kämpft für das Leben ihrer Kinder.

Und jetzt konnte sie endlich annehmen, dass sie nicht schuld ist!

Aus heutiger Sicht schreibt die Mutter von Joshua und Noah Folgendes:

»Ich bin eine gute Mutter.

Heute kann ich das aus tiefster Überzeugung sagen. Doch das war nicht immer so. Das Wunschkind Nummer eins war ein absolutes Sonnenschein-Baby, sehr genügsam und immer fröhlich. Alles war gut. Mit drei Jahren sollte er in den Kindergarten. Die Eingewöhnung lief jedoch nicht wie erhofft. Er wollte mich einfach nicht gehen lassen, klebte regelrecht an mir, weinte, schrie, strampelte und klammerte sich verzweifelt an mir fest, wenn ich gehen wollte. Ich sollte lernen, ›loszulassen‹, rieten mir die Erzieherinnen. Damit konnte ich nun gar nichts anfangen, denn ich hielt ihn ja gar nicht fest. Je mehr sich die Situation jedoch zuspitzte und immer schlimmer wurde, desto mehr kamen in mir die Selbstzweifel hoch. Die ersten Schuldgefühle schlugen ihre Wurzeln. Ich fing an, den Außenstehenden mehr zu vertrauen als meinem Mutterinstinkt, denn ich war, so sehr ich es auch versuchte, ja offensichtlich nicht in der Lage, mein Kind loszulassen und ihm einen guten Kindergartenstart zu ermöglichen. Es flossen unendlich viele Tränen. Ich fühlte mich jedes Mal schlechter, wenn ich den Kindergarten und mein weinendes, verzweifeltes Kind verließ. Meine Selbstzweifel wuchsen immer mehr, mein Selbstvertrauen verabschiedete sich.
Die Eingewöhnung dauerte eine Ewigkeit. Auch später gab es immer wieder Phasen, in denen ich zweifelte, wenn ich meinem Bauchgefühl nachgab und mein Kind morgens wieder mit nach Hause nahm, weil es einfach nicht ging. Ich hangelte mich irgendwie so durch diese Zeit, immer wieder hin und hergerissen, auf der Suche nach dem richtigen Weg.

Die Kindergarteneingewöhnung von Wunschkind Nummer zwei verlief ähnlich. Wieder war ich die Helikoptermutter, die nicht loslassen konnte. Die tief verankerten Schuldgefühle und Selbstzweifel wurden erneut entfacht und ich rutschte noch tiefer hinein. Als die Schule begann, wiederholte sich alles in ähnlicher Weise. ›Da muss er halt durch‹, ›Du darfst ihn nicht so in Watte packen, musst auch mal durchgreifen‹, ›Kinder haben halt mal Bauchweh‹, sind nur ein paar der Floskeln, die ich immer wieder gehört habe. Ich war schuld. Ich fiel in ein Loch der Hoffnungslosigkeit, fühlte mich handlungsunfähig und gelähmt. Irgendwann kam der Zeitpunkt, an dem ›Wolf und Bär‹ in mein Leben traten. Der Gedanke, dass wir Menschen einfach nur unterschiedlich sind, die starren Konstrukte der Gesellschaft nicht für jeden passend sind, unterschiedlich sensible Wahrnehmungen, all das fühlte sich für mich zum ersten Mal nach langer Zeit schlüssig und richtig an. Da war endlich jemand, der mich verstand, Erklärungen hatte für so viele Dinge.
Ich kam in eine intensive Phase des Verstehens, habe viel gelesen, Erklärungen gesucht und gefunden, Gespräche und Diskussionen geführt, mich mit Diagnosen und ihren Folgen auseinandergesetzt, Entscheidungen getroffen, beobachtet, immer wieder neue Erkenntnisse gewonnen. Ich habe gekämpft, geweint, gelacht, verstanden ... Und ich habe mir selbst vergeben können. Es ist nach wie vor eine große Herausforderung, aber ich habe meine Selbstachtung und mein Selbstvertrauen wiedergefunden. Ich verstehe jetzt.

Heute weiß ich: Ich bin eine gute Mutter.

Danke!«

Sam

Sam ist elf Jahre alt. Er lebt mit seiner alleinerziehenden Mutter und seinen beiden Geschwistern zusammen. Seine Schwester ist acht Jahre, sein Bruder sechs Jahre. Die Mutter arbeitet als Krankenschwester im Schichtdienst. Die Schichten werden in der Regel so eingeteilt, dass sie sich allein um die Kinder kümmern kann. Sollte die Mutter die Kinder aufgrund ihrer Arbeitszeiten mal nicht selbst betreuen, springt die Großmutter ein. An manchen Arbeitswochenenden sind die Kinder zum Besuchskontakt beim Vater. Die Eltern leben getrennt, seit Sam sechs Jahre alt ist. Wenn Sams Mutter über ihn spricht, dann fallen Begriffe wie: liebevoll, herzlich, hilfsbereit, ideenreich, gerechtigkeitsliebend, still, aber dennoch aufgeschlossen. Besonders liebt sie seine »Besonderheiten«. Jene, welche es ihm ermöglichen, »aus jedem Stein, einen besonderen Diamanten zu machen«. Was für ein wunderbarer Junge, nicht wahr!?

Aber ... Das erste Mal, dass Sams Mutter dachte: »Irgendwas ist anders bei meinem Sohn«, war schon im frühen Kindesalter. Es waren seine regelmäßigen und heftigen Wutausbrüche, die sie nicht recht einsortieren konnte. So suchten die Eltern eine Beratungsstelle auf, als Sam zwei Jahre alt war. Hier bekamen sie nur wenig Gehör und die Empfehlung, konsequenter mit Sam umzugehen. Sam war unglaublich fasziniert von der Feuerwehr. Er liebte es, Dokumentationen zu schauen. Er kannte jedes Werkzeug mit Namen, Funktionsweise und Anwendungsgebiet. Bereits im Alter von drei bis vier Jahren. Sam spielte am liebsten allein. Egal, ob zu Hause oder auf dem Spielplatz. Er liebte es, stundenlang allein mit Lego zu bauen. Da konnte er sich auch leicht mal sechs Stunden am Stück konzentrieren. Aber bitte ohne Störung von außen. Andernfalls folgte nicht selten ein Wutanfall. Er schaffte es immer wieder, faszinierende eigene Konstruktionen zu bauen. Ein Müllauto, das Mülltonnen be- und entladen konnte. Mit fünf

Jahren baute er mit Legotechnik, welche für 12-jährige empfohlen war. Sein Interesse für Lego und Mathematik war riesig. Sein enormer Orientierungssinn erstaunte die Eltern immer wieder. Was die Eltern damals eher für eine Marotte hielten, war Sams sensible Reaktion auf bestimmte Kleidung. Socken durften immer nur unifarben sein und keine eingestickten Muster oder Größenangaben haben. Denn die haben schon immer gestört. Auch hatte er spezielle Vorstellungen, wie die Unterwäsche sein und sitzen sollte. Passte etwas nicht nach seinen Vorstellungen, folgten Wutausbrüche.
Bei Familienfeiern wurden die Eltern häufig argwöhnisch beäugt, da Sam nie mit den anderen zusammen am Tisch sitzen wollte. Er nahm sein Essen lieber unter dem Tisch ein. Die Eltern hatten mittlerweile verinnerlicht, dass es sich nicht lohnen würde, Sam zu etwas anderem überreden, überzeugen oder zwingen zu wollen. Ein Wutausbruch, der den gesamten Tag gesprengt hätte, wäre die Folge gewesen. Verständnis ernteten die Eltern dafür nicht. Nur den Hinweis, dass sie doch strenger sein müssten.
Im Kindergarten zeigte Sam sich ebenfalls auf der einen Seite grenzüberschreitend und aggressiv. Er zeigte dieses Verhalten vor allem fremden Erzieherinnen und »stärkeren und ungerechten« Kindern gegenüber. Auf der anderen Seite beschützte er stets kleinere Kinder. In der U3 Gruppe war er immer gern gesehen, da er besonders liebevoll mit den Kleinen umging. Einige Erzieherinnen äußerten sich begeistert über Sam. Er konnte sich mit unglaublicher Hingabe einigen Dingen widmen. Demgegenüber standen seine Wutausbrüche. Mit fünf Jahren begann er, im Kindergarten bereits über den Zaun zu klettern und wegzulaufen. Die Folge: Ärger – Unmut – Unverständnis. Auch hier lautete das Erklärungsmodell einiger Erzieherinnen: Inkonsequente Eltern.

Nachdem die Mutter immer wieder beim Kinderarzt vorsprach, um endlich mal eine Diagnostik bei Sam machen zu lassen, gab dieser irgendwann nach. Die Mutter konnte ihren Sohn in einem SPZ vorstellen. So erhielt Sam schlussendlich im Alter von sechs Jahren die Diagnose ADHS. Erstmals hatte Sams Verhalten einen Namen. Erste zarte Pflänzchen von Verständnis zeigten sich. An der Lebenssituation der Familie änderte sich jedoch nichts. Sam rastete weiter aus. Ständig. Mit körperlicher Gewalt gegen die Eltern und Lehrer. Er bedrohte eine Lehrerin mit einem Stuhl. Zu Hause flogen Gegenstände und Möbel, Spielsachen wurden zerstört. Sam lief immer häufiger weg. Aus der Schule und von zu Hause. Der Höhepunkt der Verzweiflung kam dann kurze Zeit nach der Diagnosestellung. Sam hatte einen so heftigen Ausraster, dass die Eltern nicht mehr weiterwussten. Er hatte die Eltern grün und blau geschlagen. Er biss, trat und spuckte. Alles, was nicht niet- und nagelfest war, warf er durch die Gegend. Einschließlich Glasflaschen. In dieser maximalen Eskalation riefen die Eltern den Kinderarzt an und bekamen eine Einweisung in die Kinderpsychiatrie. Das Gefühl, sein sechsjähriges Kind in die Psychiatrie einweisen lassen zu müssen, war für die Mutter ein emotionaler Zusammenbruch. Als sie in der Klinik ankamen, war Sam bereits »runtergefahren« und zeigte sich wieder umgänglich. Genauso, wie die Eltern ihr Kind kannten, wenn es entspannt war. Die Rückmeldungen des Klinikpersonals auf die elterlichen Schilderungen waren entsprechend ungläubiger Natur. Warum wollten die Eltern dieses Kind denn in die Psychiatrie bringen?

Wieder diese Rückmeldung: Warum habt ihr diesen Jungen denn nicht im Griff? »Der tut doch nichts.«

Nachdem die Ärzte die Familie dann jedoch über drei Stunden im Wartezimmer warten ließen, steigerte sich Sams Wut erneut und er ging abermals auf seine Eltern los und randalierte im Wartezimmer. Plötzlich hatte eine Psychiaterin Zeit für die Familie. Eine Einweisung eines Sechsjährigen sei sehr ungewöhnlich, weshalb sie eine Aufnahme auf einer Eltern-Kind-Station empfahl. Es dauerte dann sechs weitere Monate, bis eine Aufnahme auf einer solchen Station möglich wurde. Schnell wurde auch dort Sams Temperament sichtbar. Auch hier kam man zu keinem anderen Ergebnis, als dass Sam eine strengere Hand benötige und man es doch mal mit Medikamenten versuchen solle. Eine Medikation hatten die Eltern bis dato vermieden. Sie hatten das Gefühl, dass sie ihrem Kind eine stetige Medikation in diesem Alter noch nicht zumuten konnten. Schlussendlich entschieden sich die Eltern auf Drängen aller Mediziner, einer Medikation zuzustimmen.

Die Hoffnung war trotz aller Vorbehalte: Jetzt wird alles besser. Erfüllt hat sich diese Hoffnung leider nicht.

Die erste Medikation verschlimmerte sogar noch alles. Vormittags war es noch okay. Während der Wirkung des Medikamentes. Dann aber schlug der Pegel in die andere Richtung aus. Der klassische Rebound-Effekt. Input gleich Output. Er wurde noch aggressiver und die Eltern kamen überhaupt nicht mehr an ihr Kind heran. Dann wurde viel ausprobiert. Es steigerte sich so, dass Sam morgens ein Amphetamin für die Konzentration erhielt. Dann gab es ein Medikament, damit er sich auch am Nachmittag noch im Griff hatte und welches seine Impulsivität hemmen sollte. Das führte dazu, dass er abends nicht mehr in den Schlaf finden konnte. Es gab eine Episode, in der Sam DREI Tage und Nächte am Stück wach war! Ohne auch nur eine Minute zu schlafen. Er ging tagsüber zur Schule und nachts baute er Lego. Am dritten Tag kippte er dann übermüdet in seinen Legohaufen und schlief dort ein.
Es folgte eine weitere Medikation, damit Sam in den Schlaf finden konnte. Zusätzlich gab es noch ein »Notfallmedikament«, falls Sams Aggressionen doch zu heftig wurden. So lief es über eine ganze Zeit. Was sich änderte war, dass sich Sam tatsächlich besser in der Schule konzentrieren konnte und Lerninhalte

verarbeiten konnte. Insgesamt gingen auch die Aggressionen zurück. Davor gab es mindestens drei Ausraster pro Woche, mit Zerstörung, Gewalt gegen die Eltern und Weglaufen. Die Aggressionen waren nicht weg, aber weniger. Die ADHS-Symptome schienen durch die Medikation lahmgelegt. Nun wurden für die Eltern andere Dinge bei Sam immer deutlicher. Er zog sich immer weiter zurück. Die Eltern merkten, dass er Gestik und Mimik nicht passend deuten konnte. Er brauchte enge Bezugspersonen, um in der »realen« Welt klarzukommen. Die Eltern merkten, dass Sam irgendwie in seiner eigenen kleinen Welt lebte.
Dann kam der Begriff »Autismus« in das Bewusstsein der Eltern. Alle Versuche, dieses Bewusstsein auch bei Sams Kinderarzt zu wecken, scheiterten. Die Eltern würden sich nur etwas einbilden, Autismus könnten sie getrost vergessen. Insbesondere die Mutter war zu diesem Zeitpunkt schon völlig ausgebrannt. Nicht zu vergessen, dass es ja auch noch zwei weitere Geschwister gab. So suchte sie Kontakt zu einer Ärztin, um für sich selbst Hilfe zu erfragen. Bei dieser stieß sie mit ihren Vermutungen bezüglich Autismus auf offene Ohren. Durch sie gelangte die Familie an eine Klinik, in welcher die Autismusdiagnostik erfolgte. Und schließlich hielt die Familie eine Diagnose in der Hand: Autismusspektrumsstörung. Sam war da sieben Jahre alt. Zunächst waren die Eltern geschockt über die Diagnose. Dennoch stellte sich gleichermaßen eine Beruhigung ein. Es gab eben einen Grund, warum ihr Sohn so »anders« war und doch war es beunruhigend.

Was bedeutet das nun für unser Kind? Was bedeutet es für unser Leben?

Verzweiflung und Selbstzweifel wechselten sich ab. Es stellte sich die Frage, warum ist Sam autistisch? Und vor allem, wie geht man mit einem autistischen Kind um? Was genau ist ein Symptom und was ist vielleicht doch »nur« ein Erziehungsproblem, welches mit Konsequenz in den Griff zu bekommen ist? Was hat

es mit der Diagnose auf sich und was hat dies alles für Auswirkungen? Im Hier und Jetzt, wie auch für die Zukunft von Sam? Die Eltern fühlten sich sehr hilflos. Nun erhielt die Familie jedoch Zugang zu Hilfsangeboten. Sam bekam eine Autismustherapie und auch die Eltern wurden immer wieder in Gespräche eingebunden, um mehr Informationen zum Autismusspektrum zu erhalten. Anfangs war dies eine Erleichterung und eine Unterstützung.
Nach kurzer Zeit konnte Sam aber nicht mehr so recht davon profitieren. Ihm ist von dieser Zeit in Erinnerung geblieben, dass er »ständig« Arbeitsblätter ausfüllen »musste«. Er entwickelte permanent neue Strategien, wie er denn mit seinen Aggressionen umgehen könne, wenn es zu heftig würde. Er hatte tolle Ideen wie es ihm gelingen könne, aber umsetzen konnte er sie nicht. In der Schule ging und geht man noch immer davon aus, dass er es oftmals überhaupt nicht will! Sam erhält zwar einen Nachteilsausgleich. Hilfreich ist die Umsetzung für ihn jedoch nicht. Mit neun Jahren wurde bei Sam noch eine Lese-Recht-schreib-Schwäche (LRS) diagnostiziert. Ein Förderstatus wurde bisher nicht ermittelt.
Sams Schwierigkeiten in der Schule und zu Hause hielten an, sodass es einen erneuten Versuch gab, Sam noch einmal genauer zu betrachten. Die Idee, ihn in einer Tagesklinik anzubinden, konnte im Laufe des fünften Schuljahres umgesetzt werden. Es wurden viele Hoffnungen in diese Maßnahme gesetzt. Leider ohne Erfolg.

Derzeit besucht Sam die 6. Klasse einer Gesamtschule. Aktuell steht ein Schulwechsel an. Die Schule beschreibt, dass sie am Ende ihrer Kräfte und Möglichkeiten sei. Sam sei nicht mehr beschulbar. Sein Zeugnis ist dennoch passabel.
Wenn Sam in einen Overload gerät, hat leider kaum jemand wirklich Verständnis. Es ist vermutlich auch dort niemandes Schuld. Denn auch in Schulen ist das Verstehen und Verständnis

vom Autismusspektrum leider nur rudimentär vorhanden. Auch die personellen Kapazitäten lassen eine individuelle Betrachtung und Reaktion kaum zu. Das System Schule ist einfach kein passender Rahmen für unfassbar viele autistische Kinder. Reizoffene Kinder. Bärenkinder. Es gibt Kinder, die anders kompensieren, anders aushalten als Sam. Kinder, die sich in sich selbst zurückziehen. Sam lässt seine innere Spannung irgendwann raus. Beziehungsweise besser: Sie bricht sich Bahn. Kontrolle unmöglich. Er würde sonst implodieren.

Im Schulsystem kann kaum jemand ermessen, welch immense Anpassungsleistung Sam tagtäglich vollbringt. Immer wieder lässt sich beobachten, welch unglaublich sensibles Gehör er beispielsweise hat. Da ist Sams Wahrnehmungskapazität manchmal vermutlich schon vor Schulbeginn ausgeschöpft. Die Fahrt im Schulbus tut ihr Übriges. Danach folgt der restliche Schultag mit hunderten von Schülern. Sam liebt Kapuzenpullover. Die Kapuze kann er aufziehen, wenn er etwas Schutz sucht. Schade nur, dass er so häufig aufgefordert wird (im Unterricht zum Beispiel), diese abzusetzen. Wenn Sam schon morgens mit der Kapuze auf dem Kopf aus seinem Zimmer kommt, weiß seine Mutter, dass ihm jetzt schon alles zu viel ist. Dann wird deutlich, er liebt Kapuzenpullover nicht einfach nur. Sam braucht sie!

Sams größter Wunsch ist es, nicht unangenehm aufzufallen. Er möchte auf keinen Fall im Mittelpunkt stehen. Er möchte nicht, dass man ihm zum Geburtstag gratuliert, geschweige denn für ihn singt. Dennoch katapultiert ihn seine hochsensible Wahrnehmung, sein Autismus, sein ADHS unweigerlich in den Mittelpunkt. Durch unangemessenes Verhalten. Er ruft in die Klasse, ist unruhig, quatscht mit Mitschülern, stört den Unterricht, bis die Lehrerin diesen unterbrechen muss. Er gerät in Konflikte oder Prügeleien. Er knüpft Kontakte mit Kindern, die ebenfalls als »Störenfriede« gelten. Die anderen Kinder suchen oftmals einfach keinen Kontakt zu ihm. Dadurch kommen weitere explosive Mischungen zustande. Gelingt es Sam jedoch tatsächlich, eine ganze Woche nicht aufzufallen, kann es passieren, dass er doch am Freitag noch aus dem Raster fällt. Dann ereilt ihn aber auch die volle Härte der Konsequenz. Er ist schließlich kein unbeschriebenes Blatt. Immer noch steht die Idee im Vordergrund, man müsse Sam mit pädagogischen Konsequenzen verdeutlichen, dass es so nicht weitergehen könne. Dass diese Maßnahmen jedoch nicht wirken und gar kontraproduktiv sind, kann sich kaum jemand vorstellen. Er hat zwar Diagnosen, aber er hat nicht mal einen Förderstatus. Schließlich hat er vernünftige Noten und auch sonst wirkt er irgendwie so »normal«. Wie es in Sam aussieht, kann oft nur seine Mutter erahnen!

Irgendwann konnte die Mutter es nicht mehr ertragen, ihren Sohn mit Medikamenten vollzupumpen. Ihr Kind wurde ständig von den verschiedenen Wellen der Wirkung von Medikamenten geschüttelt. Wie er denn eigentlich ist, wenn er »er selbst ist«, war kaum noch zu erkennen. Mittlerweile bekommt Sam nur noch ein Medikament, um den Schultag zu bewältigen. Ohne dieses Medikament kann Sam auch einen Tag ohne Schule kaum bewältigen. Dann überschätzt er sich schnell. Schätzt seine Umwelt falsch ein und gerät innerhalb kürzester Zeit in einen Overload, welcher bei ihm dann meist in einem massiven Meltdown mit anschließender massiver Erschöpfung mündet. Mit der morgendlichen 1xGabe kommt die Familie recht gut klar. Es ist tagesformabhängig und kommt natürlich auf die jeweiligen Anforderungen des Tages an. Immer häufiger kann die Mutter dies besser einsortieren und damit umgehen.

Wenn Sam einen passenden Rahmen hat, kommt all das zum Vorschein, was sie so an ihrem Sohn liebt. Was auch durch die ganze Leidensgeschichte nicht verloren gegangen ist.

Zum Beispiel holt Sam seinen kleinen Bruder vom Kindergarten ab. Er geht mit dem Baby einer befreundeten Familie mit dem Kinderwagen spazieren und nimmt noch zwei weitere kleine Kinder zum Spielplatz mit. Er geht zum Handballtraining. Ist ein geschätzter und erfolgreicher Spieler. Hier hält er sich an Regeln, ist freundlich und rastet nicht aus. Seine Trainerin kennt Sam schon lange. Sie weiß, was ihn in einem Spiel stresst, was er nicht mag (z.B. enger Körperkontakt). Sie berücksichtigt das, indem sie ihn beispielsweise darauf trainiert, diesem Körperkontakt durch Taktik zu entkommen. Sam liebt sein Training. Obwohl auch dies reizüberflutend ist, passt hier der Rahmen und er wird verstanden und akzeptiert.

Sam ist herausgefordert durch seine hochsensible Wahrnehmung und die Erwartung, sich an die Gesellschaft anpassen zu müssen. Er benötigt dazu viel mehr Rückzug als meist möglich ist. Gleichermaßen ist er an Kontakten und Freundschaften interessiert. Klare Strukturen, Abläufe, Rituale sind hilfreich für ihn. Durch die fehlende Anerkennung dafür, dass er so ist, wie er ist, stellen sich viele negative Emotionen ein. Minderwertigkeitsgefühle, Versagensängste und Verzweiflung empfindet Sam häufig. Besonders schwer zu ertragen sind für die Mutter dann die Phasen, in denen Sam selbstverletzend ist. Wenn ihn Suizidgedanken plagen. Im Umgang sind auch weiterhin seine Aggressionen, in jeglicher Form, eine wirkliche Herausforderung.
Auch heute fühlt die Mutter noch häufig Verzweiflung und Hilflosigkeit. Die Hilflosigkeit bezieht sich heute aber eher auf den Umgang von außen. Sie selbst fühlt sich immer besser aufgestellt, ihrem Sohn zu begegnen. Auch in den besonders herausfordernden Situationen. Auch diese treten heute noch auf. Aber deutlich seltener. Die Frage – Verhalte ich mich richtig? – ist ebenfalls ein ständiger Begleiter.

Die Mutter hat in der Auseinandersetzung mit Wolf und Bär, der besonders sensiblen Wahrnehmung, viel mitgenommen und sich selbst erklären und erarbeiten können. Sie konnte eine neue Betrachtung der Diagnosen und von Sams Wesen entwickeln. Sam ist von außen betrachtet ein Grizzly. Schaut man jedoch genauer hin, erkennt man, dass er sich erst mal ganz lange bemüht, sich anzupassen. Da kommen dann seine Qualitäten als großer Panda zur Geltung. In vielen Situationen sieht man auch den kleinen roten Panda, der sich am liebsten zurückzieht. Aber eben oft nicht kann oder darf. Es wird deutlich, dass der Lebensrahmen für Sam oft nicht passend ist. Vor allem im Bereich Schule. Alle Bärentypen können dann »kratzen und beißen«, wenn sie in die Enge getrieben sind.

Mittlerweile fühlt sich die Mutter gestärkt in ihrer Wahrnehmung auf ihre Kinder. Endlich gibt es Menschen, die verstehen und ihr Glauben schenken. Auch bei ihrem jüngsten Sohn erkennt sie eine große Reizoffenheit. Die Auswirkungen dieser Reizoffenheit äußern sich jedoch anders als bei Sam. Um für die anstehende Schulzeit möglichst gewappnet zu sein, wollte sie abklären lassen, ob er ebenfalls eine autistische Wahrnehmung haben könnte. Auch hier die bekannten Reaktionen von Erziehern, Ärzten ...: »Das sehen wir nicht so. Nein, er doch nicht ...« Die gemachten Erfahrungen und das gestärkte Selbstbewusstsein bewegten sie dennoch dazu, eine Diagnostik machen zu lassen.
Ergebnis: Gesichert eine Autismusspektrumsstörung. Sie ist und bleibt eben die Expertin ihrer Kinder! Sie ist überzeugt, hätte Sam früher eine passende Diagnose gehabt, hätte die Familie früher eine passende Hilfe erhalten, hätten Sam und der gesamten Familie viel Leid erspart werden können. Er hätte zumindest einen passenden Stempel erhalten. Eben nicht den als verzogenes, »asoziales« Kind. Reaktionen hätten angepasst und somit Situationen entschärft werden können.

Heute ist der Mutter mehr denn je bewusst, dass sie ihren Sohn tagtäglich in einen für ihn nicht passenden schulischen Rahmen schickt. Dass er dort sein Bestes gibt, diesen auszuhalten und durchzuhalten. Er aber dennoch so herausgefordert ist, dass er irgendwann überläuft vor Emotionen. Emotionen, die sich dann nicht wie gewünscht adäquat entladen können. Nicht, weil er nicht will, zu doof oder zu faul dazu ist. Noch viel weniger ist er »nicht gut erzogen«. Nein, weil er sich einfach mehr zugemutet hat, als seine hochsensible Wahrnehmung vertragen und verarbeiten kann!

Über die Zeit in der Tagesklinik berichtet Sams Mutter Folgendes:

»Nachdem die Eltern-Kind-Station (EKS) schon ein totaler Reinfall war, weigerten wir uns, Sam noch einmal in eine Klinik zu schleppen. Doch der Druck in der Schule nahm zu. Zu Hause wurde es immer schlimmer. Sam warf mit Schimpfwörtern um sich, hörte nicht mehr auf zu diskutieren und wurde zunehmend aggressiver. So konnte es nicht weiter gehen. Also entschieden wir gemeinsam mit Jugendamt und Schule, dass wir es in einer Tagesklinik (TK) versuchen wollten. In der Tagesklinik machte alles einen guten Eindruck. Obwohl Sam sich vehement dagegen wehrte, hat er super mitgemacht. Leider zu gut. Zur Aufnahme sagte man uns, dass Sam eigentlich ein Fall für die Geschlossene sei. Normalerweise könnten sie ihn nicht in der TK aufnehmen. Sie wären aber bereit, es zu versuchen.

Nachdem die ersten Wochen vergingen und regelmäßige Gespräche in der Klinik stattfanden, hatte man nun wieder den Eindruck ›Was soll Sam hier?‹. Wir bekamen stets positive Rückmeldungen. Sam sei ein toller Junge und es täte ihnen sehr leid, aber sie könnten nichts ›Negatives‹ erkennen. Dementsprechend könne man mit ihm auch nicht an dem beschriebenen grenzüberschreitenden Verhalten arbeiten. Er zeige schließlich keines! Zweieinhalb Monate vergingen. Sam ging mittlerweile gerne in die TK. Es lief weitestgehend gut. Ab und an würde er die Grenzen austesten, würde sich mal unangemessen verhalten, aber nichts, was man zwingend therapieren müsse.

Dann kam der Morgen des Grauens. Wie gewohnt sollte Sam vom Taxi zur TK abgeholt werden. Ich merkte, mit Sam stimmt etwas nicht. Er versteckte seinen Tornister vor mir. Sehr ungewöhnlich. Ich durfte auch nicht reinschauen. Auf meine Nachfrage entstand eine heftige Diskussion. Diese Diskussion endete in einer Katastrophe. Ich fand heraus, dass Sam, ohne zu fragen, Muffins einpackte (Mittlerweile weiß ich, dass er es machte, weil er zwischendurch in der TK Hunger bekam. Denn er aß nicht ausreichend, weil zu viele andere Menschen am Tisch saßen. Damals wusste ich davon leider nichts). So führte meine Hartnäckigkeit dazu, dass Sam völlig ausrastete. Er ging auf mich los, schlug mich, trat mich. Als das nicht mehr genug war, warf er Stühle nach mir. Ich wusste mir nicht mehr zu helfen, denn seine Geschwister waren auch noch zu Hause. Ich musste die Polizei rufen. Eine andere Lösung gab es nicht mehr. Dies brachte Sam dazu, aus der Terrassentüre zu verschwinden und diese danach mit Steinen einzuwerfen. Dann war er weg!
Die Polizei suchte drei vergebliche Stunden nach ihm. Für mich war jede einzelne Minute die schlimmste in meinem Leben. Immerhin hat er nicht nur einmal angekündigt, sich das Leben zu nehmen. Nach diesen drei Stunden ohne Erfolg sollte eine Hundestaffel hinzugezogen werden. Als wir seine Spur verfolgen wollten, stand Sam plötzlich hinten im Garten. Für diesen Moment stand die Zeit still und alles, was wichtig war, war, dass Sam wieder da war. Wir fielen uns weinend in die Arme, und am liebsten hätte ich ihn nie wieder losgelassen!
Das Jugendamt kam wenig später zu uns. Eigentlich sollte Sam sofort für zwei Tage in eine pädagogische Ambulanz. Nach so einer Eskalation üblich. Dies war für mich jedoch in dem Moment das absolut Falsche. Das hätte ich ihm nicht antun können und wollen. Nach so einem heftigen emotionalen Ausbruch – allein unter fremden

Menschen. Klar war aber auch, dass er nicht zu Hause bleiben durfte/konnte. Er kam dann für zwei Tage zu meiner Schwiegermutter, bei welcher er gerne zu Besuch ist. Danach ging alles normal weiter. Sam ging weiter in die TK.

Doch von da an kamen tägliche Anrufe. Sam hört nicht. Sam läuft weg. Sam ist nicht zu händeln. Schlussendlich kam die Aussage: ›Es tut uns leid, aber so kann Sam nicht mehr hierbleiben. Wir müssen ihn entlassen.‹ – Tja, und nun stand ich wieder alleine da. Alle sagten mir, dass er in einer geschlossenen Psychiatrie besser aufgehoben wäre. Doch ich weigerte mich weiterhin. Denn ich weiß, dass das absolut der falsche Weg für ihn wäre. Dort hat er nichts verloren.

Lieb mich dann, wenn ich es am wenigsten verdient habe, denn genau dann brauche ich es am meisten!

Dies ist der Spruch, der mir immer wieder Kraft gibt. Daran halte ich mich, wenn es wieder schwierig wird. Denn ich weiß, dass das genau das ist, was Sam in solchen Momenten braucht!«

Mathea und Lilith

(Originaltext der Mutter)

»Es ist in der Nacht von Donnerstag auf Freitag, der zweite schulische Lockdown liegt gerade hinter uns. Unsere zwölfjährige Tochter Lilith, die eigentlich neben mir auf der Matratze liegen sollte, hat unser Schlafzimmer betreten und ich werde aus dem Tiefschlaf gerissen. Mein Mann redet mit ihr und mir schießt das Adrenalin durch die Adern. Weinend berichtet sie, sie habe sowohl auf dem Balkon als auch an ihrem Zimmerfenster gestanden und habe springen wollen. Oscar, unser gerade mal fünf Monate alter Rüde, habe sie abgehalten ...

Freitag, 5 Uhr morgens: Absolut verzweifelt und vermutlich auch panisch spreche ich eine Nachricht an die Zaunkönige, unsere Therapeuten. Ich bin fassungslos, hilflos, ratlos, entsetzt, verzweifelt. Wie sind wir nur in diese Situation geraten?

Lilith wird fast genau zwei Jahre nach ihrer Schwester Mathea geboren. Beide entwickeln sich prächtig, wir genießen das Familienleben zwischen Kindern, Arbeit, Treffen mit Freunden – Alltag halt. Bei Treffen mit Freunden mit gleichaltrigen Kindern ist Mathea den anderen oft weit voraus: sie läuft mit elf Monaten, spricht wie ein Wasserfall, grammatikalisch korrekt, wortgewandt. Sie fällt auf. Mal hören wir, sie sei pfiffig, dann wieder, sie sei altklug. Uns ist das egal, wir freuen uns an diesem Kind und ihre kleine Schwester steht ihr in quasi nichts nach. Sie ist ein absoluter Sonnenschein, witzig, den Schalk im Nacken. Ich arbeite Teilzeit, mein Mann Vollzeit und eine Kinderfrau unterstützt uns. Sie ist für die beiden Mädchen wie eine dritte Oma und Mathea findet die Idee, mit dreieinhalb Jahren in den Kindergarten zu kommen, okay. Mehr nicht. Die Eingewöhnung verläuft akzeptabel und die ersten Wochen sind fast gut. Die Herbstferien nähern sich und ich ahne nicht, dass das mal unser Rhythmus werden wird. Bis zu den Herbstferien scheint die Welt in Ordnung.

Danach beginnt das Leid langsam und stetig zu wachsen. Wir sehnen die Weihnachtsferien herbei und glauben an Erholung und das kommende Frühjahr. Mathea wird sich dann bestimmt gut im Kindergarten eingelebt haben. Aber so kommt es nicht. Sie berichtet immer wieder, wie laut es ist, dass die anderen Kinder sich nicht an Regeln halten, sie bestimmte Dinge, die sie interessieren, nicht tun darf – sie sei zu klein, zu jung, dabei kann sie die Dinge, die sie tun möchte. Mathea kommt entsetzt nach Hause, als sie mitbekommt, dass ein kleiner Spatz (natürlich weiß sie, was für ein Vogel das ist) statt würdig begraben zu werden, einfach in die Mülltonne geworfen wird. Sie berichtet, dass es ein Denkmal für im Dienst verstorbene Polizisten geben wird und befindet das für gut. Man bedenke: das Kind ist gerade vier. Woher sie das weiß? Aus dem Radio, das permanent in der Gruppe läuft. Mathea erklärt uns, welche Erzieherin heimlich am Fenster raucht und welche beim Bäcker kauft, bei dem wir nicht kaufen, weil wir die Produkte eher mäßig finden. Sie weiß es aber, da sie die Tüte, in der die Brötchen sind und das Logo darauf wiedererkennt. Heute wissen wir: all diese Dinge hätten uns stutzig machen können, vielleicht sollen oder müssen. Schon der Hinweis einer Kollegin, die Mathea im Maxi Cosi liegen sieht und sagt: ›Boah, die ist aber wach!‹ hätte mich aufmerksam werden lassen können. Ich dachte lediglich: ›Ja klar, die schläft ja auch nicht ... ‹.

Karneval rückt näher und unsere Vierjährige fragt morgens: ›Ist heute ein guter Tag oder ein Kindergartentag?‹ Und das erste Mal in unserem Familienleben wissen wir: Wir müssen die Bildungseinrichtung irgendwie wechseln, so geht es nicht weiter. Mathea ist unglücklich, weint und leidet. Und wir sind verzweifelt – gemeinsam mit ihr. Lilith dagegen ist glücklich und quietschfidel. Sie muss ja noch nicht in den Kindergarten. Wir ahnen zu diesem Zeitpunkt nicht, dass wir zwei Bärenmädchen zuhause haben, die in dieser Wolfs-Bildungswelt immer wieder in Bedrängnis geraten werden. Trotzdem suchen wir nach Veränderung und finden einen Kindergarten, der anders ist. Er gehört zum Forschungszentrum Jülich und dort bekommt nicht nur Mathea mit viereinhalb Jahren einen Kindergartenplatz, sondern auch Lilith einen in der ›Krabbelgruppe‹. Sie ist mittlerweile zweieinhalb Jahre alt und freut sich, die Vormittage mit ihrer Schwester gemeinsam zu verbringen. Mittlerweile hat das Kindergartenjahr 2011/12 begonnen und wir schöpfen Hoffnung, dass es besser wird. Die Kinder kommen klar ... naja, vielleicht bis zu den Herbstferien. Lilith weint jeden Tag, obwohl die Eingewöhnung problemlos war. Sie langweilt sich furchtbar. Schließlich schneidet sie zuhause mit der Kinderschere, kleistert, klebt, löst große Puzzle, nur Gesellschaftsspiele rund ums Würfeln scheint sie zu verabscheuen. Eines ist klar, sie will in die Gruppe zu den Großen. Die Kindergartenleitung hat wie die ›Krabbelgruppe‹ ihr Büro in der 1. Etage. Eines Tages verkündet Lilith stolz beim Abholen: Sie war den ganzen Tag bei Mathea?! Josefine, die Leitung, hatte ein Einsehen: Sie hat Lilith kurzerhand in die andere Gruppe gebracht. Problem gelöst, dachten wir. Dann werden wir zum Gespräch gebeten: Ob uns klar sei, dass unsere Tochter Mathea möglicherweise hochbegabt sei? Sie verhielte sich auffällig, würde auf Regeln hinweisen, wolle nicht die Spiele der anderen Vier- bis Fünfjährigen mitspielen, hänge immer an den Vorschulkindern. Außerdem stünde sie, wenn sich ein Kind gestoßen oder verletzt habe und darum weine, einfach nur rum und reiche kein Taschentuch an. Ihre Empathie lasse zu wünschen übrig. Wir sprechen mit Mathea und sie sagt: ›Ja, warum soll ich ein Taschentuch bringen, wenn schon andere Kinder das erledigt haben?‹ Dass sie logisch schlussfolgert und die Dinge auf den Punkt bringen kann, wissen wir. Für uns nichts Ungewöhnliches. Auch dass sie ihre Ohren überall hat – längst Gewohnheit für uns. Aber als ich die Erzieherin frage, wie es dem Mädchen gehe, das im Krankenhaus sei, werde ich zusammengestaucht: Ich hätte heimlich im Gruppenbuch gelesen, niemand wisse davon, dass das Mädchen im Krankenhaus sei. Ich wehre mich gegen die Vorwürfe und frage, ob vielleicht jemand in Matheas Gegenwart darüber gesprochen habe, denn so hatte sie es mir erzählt.

Betreten schweigendes Überlegen – ja, so war das wohl. All diese Episoden fügen sich zu einer ersten vermeintlichen Diagnose – Hochbegabung. Was wir normal finden, ist offenkundig unpassend bis gefährlich. Also die Frage: Wohin mit dem Kind, das sich schon lange für Buchstaben interessiert? Erst zum Test, dann vorzeitig in die Schule. Wir leben weiter unser Leben und denken, dass es nach den Sommerferien bestimmt besser wird – wenn wir dann umgezogen und Mathea vorzeitig eingeschult ist. So lange sanieren wir ein Haus, die Kinder gehen meist nur montags bis donnerstags in die Kita. Wenn wir aus der Kita kommen, dann gibt es Mittagessen und eine lange Mittagspause, in der wir alle drei tief und fest schlafen. Heute weiß ich, intuitiv haben wir das richtig gemacht: runterfahren, erholen in der Bärenhöhle. Mein Lieblingsbär kommt von der Arbeit, wir kochen, abends lesen und erzählen wir mit den Kindern. Ich gehe eher früher ins Bett, der große Bärenpapa werkelt in seiner Kellerhöhle oder hört Musik.

Als die Sommerferien beginnen, sind wir guter Hoffnung, dass jetzt ein neuer Lebensabschnitt beginnt: Saniertes Haus, Oma nebenan, viel Platz, eine Schule mit einer kombinierten Eingangsklasse (für den Fall, dass Mathea doch nicht so schlau ist, wie alle meinen) und einer Kinderfrau für Lilith, da im Wunschkindergarten kein Platz frei ist. Lilith ist zufrieden – Mathea weint oft, wenn sie in die Schule soll. Bald kommen die Herbstferien und Mathea hat sich immer noch nicht so recht eingefunden. Lilith hat keinen Kindergartenplatz, aber das ist egal. Das Bärenmädchen ist ja im Wesentlichen in seiner Bärenhöhle und das passt gut. Vor Weihnachten dann, wird Lilith ein Kindergartenplatz angeboten. Zwar nicht in der Wunscheinrichtung, aber nahe bei Matheas Schule.

Das Jahr dümpelt so vor sich hin und wir retten uns immer von Ferien zu Ferien. Mathea hat erste Kontakte, nur die Klassenlehrerin und Mathea werden überhaupt nicht warm miteinander. Mathea berichtet immer wieder, wie laut es in der Schule ist, dass die anderen sich nicht an Regeln halten und die Lehrerin ihr nichts Interessantes zu tun gibt. Unsere Bitten, Mathea doch auch mal etwas zuzutrau-

en, werden abgebügelt. Sie soll nicht enttäuscht sein, wenn sie die Aufgaben der Zweitklässler nicht schafft, die sie so gerne probieren möchte. Matheas und unserer Logik widerspricht das: Dafür sind doch altersgemischte Klassen da, oder? Dass jeder in seinem Tempo ... Ach egal, mit dieser Enttäuschung finden wir uns ab. Allerdings deckt Mathea immer wieder Widersprüche der Lehrerin auf – sie nimmt sie nicht mehr ernst. Heute wissen wir, dass man ein Bärenmädchen besser ernst nimmt, denn sie nimmt einen auch ernst und zieht ihre Schlüsse und nach so vielen hohlen Phrasen will Mathea nur noch weg. Die Gelegenheit ist günstig, es soll eine weitere Klasse aufgemacht werden, für die Zweitklässler gesucht werden. Wir greifen zu und leben mal wieder in der Hoffnung, das neue Schuljahr würde uns Ruhe und Klarheit bringen. Noch denken wir, dass das Ruhebedürfnis unserer Tochter Mathea, die genaue Beobachtungsgabe, die Wiedergabe von Details und all die anderen Dinge, die uns zurückgemeldet werden, in der vermuteten Hochbegabung liegen.

Das Schuljahr 2013/14 beginnt und damit die Hoffnung auf Normalität. Mathea findet eine erste beste Freundin (wie sich später herausgestellt, ganz genau so gestrickt) und auch Lilith kommt gut an und findet eine Freundin (zwar ein Jahr älter, aber das kennen wir ja schon). Es dauert bis zu den ... ja genau ... den Herbstferien (Heute wissen wir, bis dahin reichen wohl die Reserven, die die Bärenmädchen in den Sommerferien, befreit vom Funktionieren im Wolfssystem, aufbauen können).

Lilith, die mittlerweile manchmal als aufsässig gilt, weil sie den Erzieherinnen Widerworte gibt und ihre Halbwahrheiten oder gebrochenen Zusagen aufdeckt, kommt mit einem Zettel nach Hause: Dieses und jenes würde im Vorschulprogramm gemacht werden. Ups, das ist wohl die nette Art von ›Rausschmiss‹, eigentlich ist sie ja erst ein Jahr später dran. Nun gut, wir kennen das Prozedere ja schon und manchmal feixen wir, wie Lilith das System durchschaut: Die Praktikantin darf während der Arbeit mit den Kindern nicht ans Handy. Lilith hat längst entdeckt, dass sie dafür heimlich während der Zeit im Außengelände hinter das Gartenhaus geht. Der Hinweis an die Erzieherinnen, dass sie das wohl nicht ganz im Griff hätten, kam allerdings nicht gut an. Auch die Bitte von Lilith, doch mit dem Montessori-Material etwas rechnen zu dürfen, war nicht so klug. Das macht schließlich Arbeit und was sollen die anderen älteren Vorschulkinder denn sagen, dass Lilith das kann, obwohl sie jünger ist? Lilith erklärt gerne, versteht aber nicht, warum andere an den Erklärungen nicht interessiert sind. Und wir denken weiterhin: Sie ist halt pfiffig, kann man sich ja drüber freuen. Aus der Sicht der Erzieherinnen hat dieses Bärenmädchen vor allem wohl ein schwerwiegendes Problem: Überehrgeizige Eltern, eine promovierte Lehrermutti und einen Ingenieurspapa, der es zulässt, dass das Mädel sägt, hämmert und bei jeder Gelegenheit ihre Meinung kundtut. Was wir nicht ahnen ist, dass Lilith schon damals die Hände ihrer besten Freundin beim Aufstellen in Zweierreihen nur unter großer Not anfasst, findet, dass die eine Erzieherin eklig stinkt und auch das eine Mädchen aus der Gruppe aus ihrer Sicht echt eklig riecht. Sie erzählt zwar davon, aber wir tun das ab als ›sich anstellen‹. Auch dass ihr immer warm ist, wenn Mama noch friert, nehmen wir nicht wahr.

Schließlich hat sich der Fokus zu Mathea verschoben. Auch die Erholung nach den Weihnachtsferien ist schnell dahin und Mathea vegetiert in der Schule vor sich hin. Ich kann es einmal in der Woche in den beiden Stunden beobachten, in denen ich als Lesemutter arbeite. Sie sitzt am Tisch und tut nichts. Ich weiß, dass sie all das kann, was da verlangt wird, sogar sehr gut. Aber sie arbeitet nicht. Sie schweigt im Stuhlkreis. Auf meine Nachfragen, warum sie dies so tut: Sie komme eh nicht dran, sagt sie mir, und außerdem wolle sie schauen, ob die anderen es denn wüssten. Sie weiß ja schließlich, was die Antwort ist. Heute denke ich: Bär bei der Beobachtung der Lage. Damals dachte ich: Seltsames Kind, das keine Leistung bringen will. Was ich damals schon verstanden habe – auch aus eigener Sicht: es ist verdammt laut in einer vermeintlich leisen Klasse. Mittags zuhause habe ich einen wütenden Bären, der alles zerstören will. Mathea schmeißt Mäppchen, den blöden lila Wochenplanhefter, fast den Tripptrapp. Nie wieder will sie diese Scheißaufgaben machen. In meiner Verzweiflung frage ich sie, warum sie eigentlich nur zuhause austickt und nicht in der Schule, schließlich muss sie ja dort dieselben Aufgaben erledigen. Die Antwort ist präzise und klar: ›Die würden mich ja rausschmeißen, du nicht.‹ Ich versuche, das als Kompliment zu begreifen, aber bin das erste Mal so verzweifelt, dass ich Angst habe, mein großes Mädchen zu verlieren. Wir treten der DGhK (Deutsche Gesellschaft für das hochbegabte Kind) bei, nehmen an einer Mütter-Töchter-Freizeit teil, lassen Mathea offiziell testen und hoffen mal wieder auf einen Neubeginn nach den Sommerferien. Lilith bringt sich derweil auch vor vorzeitiger Einschulung unbemerkt von uns das Lesen bei. Was Mathea betrifft, sagt man uns, sie sei ungewöhnlich ernsthaft und der Unterricht, den sie bräuchte, gäbe es nur einen Jahrgang über ihr. Die Schulleiterin macht einen super Job und wir fühlen uns wirklich ernst genommen und unterstützt, aber der Rest des Personals ist eine Katastrophe. Also bitten wir um ein Überspringen der dritten Klasse und hoffen, dass es besser wird, wenn Mathea endlich Futter für den Kopf bekommt und Lilith auch.

Ich will nicht langweilen, aber das Ganze geht gut bis zu ... Mathea kommt in der Klasse nicht an. Kein Wunder, wenn einen der Mathelehrer mit den Worten begrüßt: ›Du bist also das mathematisch überbegabte Kind!‹. Uns wird zurückerzählt, dass ich mit der lesbisch lebenden Schulleiterin wohl ein Verhältnis haben müsse, dass Mathea springen durfte. Alles Mist. Mathea betrachtet die Dinge logisch, weist auf Brüche hin und ist schnell die Außenseiterin der Klasse. Sie versucht zu überleben, indem sie alles richtig macht, doch keiner interessiert sich dafür: Nach einer Bronchitis bleibt ein Husten zurück. Manchmal alle zwei Minuten, nur nachts nicht. Komisch, ist aber so. Lilith berichtet wie Mathea von einer lauten ersten Klasse. Sie langweilt sich und wenn sie fertig ist, steht sie auf, läuft rum und tritt aus Langeweile Mitschüler:innen. Sie findet es unlogisch, dass sie Leseübungen machen muss, schließlich liest sie zuhause Bücher.

Die Lehrerin erkennt den Zusammenhang Gott sei Dank und gibt ihr Aufgaben, die passend sind und streicht die Leseaufgaben. Vor Weihnachten werden im Unterricht bei Lilith Wünsche gesammelt, die man nicht mit Geld kaufen kann. Ein Junge möchte endlich seine Bauchmama kennenlernen und Lilith erzählt davon zuhause tief beeindruckt, berührt und sehr reflektiert. Noch immer denken wir: pfiffig halt. Doch nach den Weihnachtsferien wird es schlimmer: Mathea hat manchmal Bauchweh, Lilith, die mittlerweile Zweitklässleraufgaben lösen darf, wird in der Klasse immer wieder deshalb geärgert. Sie versteht die Äußerungen der anderen nicht, fühlt sich ausgeschlossen. Auf dem Pausenhof sind die beiden oft zusammen und retten sich in die Toilette. Wenigstens ist es dort ruhig (wissen wir heute). Aber es ist auch ein Schutzraum vor Mobbing und Prügeleien, die die beiden ohne Grund erdulden müssen. Wir verstehen es nicht und fragen uns, warum Kinder so sind. Versuche, bei der Schule etwas zu erreichen und um Unterstützung zu bitten, werden von Matheas Klassenlehrerin mit dem Hinweis auf das von uns gewollte Springen abgewiesen und so schlimm sei das alles nicht. Liliths Klassenlehrerin ist sehr bemüht und Lilith liebt sie, aber verhindern kann sie das Mobbing nicht. Das Ganze kulminiert, als Mathea am Mittwoch vor Christi Himmelfahrt im Klassenraum, den der Lehrer schon verlassen hat, festgehalten wird und sich prügeln lassen muss. Jemand sprüht ihr mit der Blumensprühflasche ins Ohr. Wir fahren nach dem Wochenende zum Kinderarzt und das erste Mal haben wir ein Kind, das wegen seelischer Not nicht in die Schule kann. Der Arzt verspricht ihr, dass sie erst wieder gehen muss, wenn das Problem aus der Welt geschafft ist. Irgendwann im Auto auf dem Rückweg merke ich: Sie hustet nicht mehr. Der Rückzug für drei Wochen in die Bärenhöhle hilft und wir schaffen das Schuljahr mit der Hoffnung auf die Sommerferien. Mathea wird auf das Gymnasium wechseln und Lilith direkt aus der 1./2. Klasse in die dritte gehen. Niemand redet von Autismus oder anderem. Wir sind halt nur die durchgeknallten Eltern mit den zwei überbegabten Töchtern.

Der Start am Gymnasium für Mathea gelingt gut. Endlich findet sie eine Freundin und wir sind sehr froh, dass es läuft. Lilith hingegen startet nicht gut in ihre neu zusammengesetzte Klasse. Sie ist nun mit Kindern in der Klasse, die mit Mathea eingeschult wurden und das ist für die anderen schwer zu ertragen. Für Lilith hingegen ist das keine Kategorie, in der sie denkt. Sie versucht anzukommen, aber es gelingt nicht. Heute denke ich, dass sie schon damals die Untertöne, die deutlich machten, sie gehöre nicht dazu, gefühlt hat, aber nicht einordnen konnte. Sie hört aber sehr wohl, wenn andere über sie lästern, kann sich aber nicht wehren und verwendet dann miese Schimpfwörter. Die anderen schlagen oder treten sie dann und sie tritt zurück. Für sie eine logische Abfolge. Für die Lehrer:innen nur der Beweis, dass sie unreif ist. Mittlerweile denke ich, dass unser Bärenmädchen schon damals hätte entdeckt werden können, wenn man mit uns gesprochen hätte. Stattdessen hat man erwartet, dass wir dem Kind sagen, dass es immer seine Wut zurückhalten muss, egal, was die anderen machen. Haben wir auch. Leider. So hat Lilith gelernt, dass sie hilflos der Spielball der anderen Kinder ist, die sie nicht versteht. ›Warum machen die das?‹, hat sie uns oft gefragt und wir hatten keine Antwort darauf. Inzwischen wissen wir, dass es wölfisch ist, diejenigen aus dem Rudel zu drängen, die dieses vermeintlich gefährden. Übrigens nicht selten unter Mithilfe angepasster Bärenkinder, die im Rudel nach Anerkennung suchen. Und ein Mädchen, das zwei Jahre jünger ist als seine Klassenkamerad:innen und den Stoff doch versteht und dann auch noch auf die Einhaltung der Regeln in der Klasse pocht, ist der lebende Beweis für die Übertretung der sozialen Regeln des Wolfsrudels ›Klasse‹. Lilith sucht nach Strukturen und versucht diese in der Einhaltung der Regeln zu finden, aber leider sind Regeln oft mit Ausnahmen versehen und das erschließt sich ihr nicht wirklich. Autistisch gesehen eigentlich total logisch. Eine Mitschülerin von ihr ist, wie wir heute wissen, Asperger-Autistin. Allerdings wählt sie den Weg des Schweigens und kommt damit durch. Lilith ist eben munter und spricht die Dinge an: das kommt nicht gut an. Während Lilith weiter gemobbt und ausgeschlossen wird, geht es Mathea besser. Die Freundschaft mit einer sehr leistungsstarken Schülerin schützt sie und sie fühlt sich wohl. Das erste Mal wird sie zu einer Geburtstagsfeier eingeladen und ist richtig angekommen. Irgendwie schaffen wir es bis ins nächste Schuljahr, tanken in den Ferien immer (ohne es zu wissen) in unserer Bärenhöhle Kraft und wieder lebt in uns die Hoffnung, dass wir das letzte Grundschuljahr von Lilith irgendwie schaffen und Mathea ja gut angekommen ist. Auf den Gedanken, dass hier etwas grundlegend schiefläuft, kommen wir nicht. Nicht wirklich jedenfalls. Wir wissen nur, dass die Probleme mit dem Eintritt in das Bildungssystem angefangen haben, und manchmal schaue ich Fotos aus der Zeit davor und frage mich, wo diese fröhlichen Kinder eigentlich hin sind. Nach den Ferien beim Elternsprechtag erklärt uns Matheas Klassenlehrerin, dass Mathea die 6.Klasse noch mal machen soll. Warum? Die anderen kämen ja dann in die Pubertät und es wäre dann vermutlich unpassend. Wir sind fassungslos und ich frage mich wirklich, was das soll. Letztlich kostet uns dieser Nachmittag fast ein halbes Jahr Gespräche mit Mathea, die das Selbstbild wieder ungefähr geraderücken und das Selbstvertrauen wachsen lassen. Schließlich ist da ihre Freundin und mittlerweile auch noch mehrere andere und alles passt. Lilith hingegen steht mittlerweile in der Klasse allein da und die Klassenlehrerin, die in der dritten Klasse noch das ganze System der Klasse im Blick hatte, ist nun mit Burnout aus dem Rennen. Nach Wochen der Aufteilung der Klasse auf die anderen vierten Klassen mit dem totalen Chaos an Aufgaben und viel, viel Lärm in den Klassen hoffen wir auf eine gute Ersatzregelung. Leider hat die Lehrerin schnell raus, dass Lilith sie durchschaut. Lilith fragt nach versprochenen Dingen wie angeblich vorgelesenen Geschichten, zurückzugebenden Klassenarbeiten und vielem mehr. Wie ein echter Bär vergisst sie nichts, schon gar nicht, wenn es negativ oder unlogisch war. Als es um Sexualkunde geht, weiß sie für eine 8-Jährige viel und weiß im Verhältnis zu den anderen zu viel. Vor allem bleibt sie dran, als die Lehrerin sich schon in eine peinliche Situation manövriert hat, als sie von ihrem Sexual-

leben berichtet. Während andere sich peinlich kichernd wegducken, bleibt sie konsequent dabei. Die Lehrerin ist überfordert und weist sie vor den Schüler:innen zurecht. Eine willkommene Einladung für weiteres Mobbing.
Letztlich intervenieren wir über die Schulleitung. Die Klassenlehrerin hat die grandiose Idee einer ›Lilith-Woche‹, in der alle mal nett zu ihr sein sollen. Ich halte das persönlich für einen pädagogischen Super-Gau und muss mich arg zusammenreißen, nicht schlecht über die Lehrerin zu sprechen.
Freitags kommt Lilith nach Hause und erzählt, dass sie einem Mitschüler ihren Tornister auf's Auge gedrückt hat zum Hochtragen in den Klassenraum. Auf meine Nachfrage, wieso er das tun sollte, sagt sie nur, dass er schließlich die ganze Woche noch nicht nett zu ihr war und sonst wäre die ›Lilith-Woche‹ rum gewesen ohne, dass er nett war. Lilith hat ihm lediglich geholfen, seine Pflicht zu erfüllen, da sie dachte, er bekäme sonst Ärger. Oh Mann. Hin- und hergerissen zwischen Lachen, Staunen und dem Gedanken, dass es nicht gut für Lilith war, dass sie das getan hat, schwanke ich und vergesse diese Episode. Nun, einige Jahre später, schmunzele ich nur noch und denke, dass das Bärenmädchen nur logisch gehandelt hat. Hätte ich damals etwas über Bären und Autismus gewusst, hätte ich ihr helfen können und dolmetschen können, dass Kinder einfach manchmal vergessen, was sie tun sollen und dieser Junge bestimmt keine Hilfe bei der Einhaltung der Lilith-Woche brauchte oder wollte. Letztlich kam es wie erwartet: Der Schuss ging nach hinten los und, um den Rest des Schuljahres zu überleben, war Lilith mal zwei Wochen ›krank‹. Am Abschlusstag ihrer Grundschulzeit stand sie im Kreis der ganzen Viertklässler:innen und sollte mit ihnen zu ›I´ve got no roots‹ aufführen. Irgendwann sah ich sie mittendrin stehen, völlig überfordert und weinend. Ich weinte, weil ich ihr nicht helfen konnte und weil ich so erschöpft war und mal wieder die Sommerferien herbeisehnte. ›Roots‹ hat keines von unseren Kindern in der Grundschule bekommen oder schlagen können. Aber das war ja schon in dem Lied besungen worden. Wie dämlich muss eine

Schule sein, dieses Lied zum Abschied einer Grundschulzeit zu wählen?! Vielleicht eher, wie ehrlich ... Wenn unsere Töchter heute über die Zeit sprechen, dann würden sie manches Mal gerne ihrer Wut körperlichen Ausdruck verleihen, mit einem Baseballschläger oder so ... So viele Mini-Traumata, die nicht nötig gewesen wären. Sie hat insgesamt vor allem das Gefühl hinterlassen – du bist falsch.

Nach den Sommerferien 2017 gilt mal wieder die Hoffnung auf das neue Schuljahr. Mathea hat ihre Freundin nicht mehr in ihrer Klasse, da zur 7. Klasse hin neu zusammengesetzt wird nach Profilen. Das Schuljahr läuft passabel, aber schön ist es nicht. Lilith startet mit einer Freundin aus dem Kinderchor in die neue Klasse und dank dieser weiß auch gleich die ganze Klasse nach einem halben Tag, dass Lilith erst acht ist. Die Tür zum Mobbing steht gleich sperrangelweit auf und so geht das Schuljahr mehr oder minder beschissen dahin. Lilith beschwert sich über die Lautstärke, den Geruch, die Inkonsequenz der Mitschüler:innen und Lehrer:innen. Sie versteht den Arbeitsauftrag, einen ›Farbverlauf‹ in Kunst zu erstellen, wörtlich und wird zusammengestaucht, warum sie mit der Farbe nur Mist macht. Sie hat zwar nur das gemacht, was gesagt wurde, aber leider eben nach wörtlichem Verständnis. Wir geben unser Bestes, beide irgendwie im Gleichgewicht zu halten, aber es gelingt mehr schlecht als recht. Mathea findet Freude in der Musik und an ihrem selbst gewählten Instrument. Liliths Talent an ihrem Instrument wird in der Musikklasse nicht wertgeschätzt und sie bemerkt sehr wohl, dass die Lehrerin ihr viel weniger Solos gibt als anderen. Mobbing durch Lehrer. Unsere Bitten um Hilfe werden nicht gehört, Lilith sei unverschämt und müsse alleine klarkommen.
Irgendwie überleben wir auch dieses Schuljahr und die sechste Klasse startet vor den Herbstferien für Lilith mit einer Klassenfahrt. Sie will eigentlich nicht mit, äußert ohne Ende Bedenken und wir – wir zwingen sie, mitzufahren. Als sie nach Hause kommt, berichtet sie, dass die Mädchen in ihrer Klasse ihr gedroht haben, sie mit Steinen abzuwerfen, wenn sie im Bett liegt und schläft. Welche Todesangst

sie hatte, begreifen wir erst später. Wir quälen uns gemeinsam durch das Schuljahr und nach den Weihnachtsferien geht nichts mehr. Lilith will nicht in die Schule und sagt, dass sie nicht mehr leben wolle. Das solle alles aufhören. Sie kann das Mobbing nicht mehr aushalten und wir lassen sie krankschreiben. Unser flehentliches Bitten nach Austausch und gemeinsamer Überlegung, wie die Situation in der Klasse sich bessern könnte, wird mit mangelnder Zeit abgetan. Wir suchen Hilfe, auch beim Jugendamt, aber uns wird eine tolle Erziehungsfähigkeit bescheinigt, darum bekommen wir keine Hilfe. Schließlich sei das Problem ja in der Schule und wir müssten da um Hilfe bitten. Lilith macht eine Therapie und irgendwie geht es. Ziel der Verhaltenstherapie einmal in der Woche ist es, dass Lilith mit den anderen umgehen lernt. Sie soll halt funktionieren. Wieder setzen wir auf den Faktor Zeit, sie zieht sich immer mehr zurück in der Schule und auch die Lehrer:innen sagen, sie verhalte sich so, dass man ihr keinerlei Vorwurf machen könne. Hilfe bekommt sie nicht, die Lehrer:innen treten nur auf den Plan, wenn etwas geschieht – was Lilith verkehrt macht. Sie reagieren nicht, wenn Lilith sagt, dass sie geschlagen wird, dass sie an der Treppe geschubst wird, wenn sie oben steht ... als ein Hakenkreuz in ihr Deutschbuch gelegt wird, was Lilith, da das Thema Nationalsozialismus gerade behandelt wurde, als Hinweis begreift, sie solle sterben, schaffen sie es nicht, herauszufinden, wer das war. Anders ist es, wenn Lilith etwas verkehrt macht: Eine Woche hat Lilith eine Mitschülerin um die Begleichung der Schulden in Höhe von zwei Euro gebeten. Eine Woche hat die Mitschülerin dies nicht getan. Dann kommt der Tag, an dem Lilith Hunger hat, die Brotdose leer ist und sie das Geld mehr als gut gebrauchen kann. Sie spricht abermals die Mitschülerin an. Der ist das egal. Die Bitte, sich das Geld bei jemand anderem auszuleihen und dann die Schulden bei diesem später zu begleichen, findet die Mitschülerin uninteressant. Lilith sagt ihr, wenn sie das Geld nicht jetzt zurückgeben würde, würde sie schlagen. Und sie hält Wort. Und prompt hat die Lehrerin Zeit und wir einen Termin. Natürlich hat Lilith den Fehler gemacht und sie war außer sich vor Wut. Stimmt. Ein

Bärenmädchen auf dem Kriegspfad, nachdem es lange, lange versucht hat, im wölfischen System freundlich zu fragen. Das wäre eine prima Gelegenheit gewesen, sich zu fragen, warum Lilith so reagiert. Man hätte auf Autismus kommen können. Man hätte an der Situation so viel lernen können. Aber es kam niemand auf die Idee.

Also wieder das Prinzip Hoffnung auf eine neue Klasse für Lilith; schließlich wird ja mit der 7. Klasse neu zusammengesetzt. Unsere Hoffnung erfüllt sich. Ein toller neuer Klassenlehrer, zwei Mädels, die sich auch für Leistungserbringung interessieren. Wir atmen auf. Mathea hingegen ist mittlerweile in der 9. Klasse und da steht die Klassenfahrt an. Sie ist in der Woche vor den, ich traue mich kaum es zu schreiben – na gut, Herbstferien, in einem Park mit Selbstversorger-Häusern. Die Schüler:innen müssen sich selbst bekochen, die Lehrer:innen kommen reihum zum Dinner. Mathea ist super organisiert, sie kocht vorher Bolognese und friert sie ein. Auf der Fahrt zum Zielort kann sie schon mal auftauen, das erste Abendessen ist schon fertig. Und so geht es die nächsten Tage. Mathea bemüht sich. An der Haustür eines anderen Hauses wird ihr der Eintritt verwehrt. Am dritten Abend schreibt sie mir, dass die anderen irre laut sind, sie Kopfschmerzen hat und nicht mehr kann. Wir schreiben die halbe Nacht und ich versuche ihr von zuhause aus zu helfen. Abgeholt werden will sie nicht. Den Donnerstag schafft sie irgendwie und am Freitag ist sie endlich wieder da. Beim Frühstück am Samstag erzählt sie, dass sie von den anderen in ihrem Zimmer eingesperrt wurde, dass sie alleine gekocht und aufgeräumt hat und die anderen versucht haben, ihr ein Glas mit Rotze, Erdbeermarmelade und Milch zu trinken zu geben. Mathea wählt das Prinzip ›Totstellen‹ wie schon in der Grundschule, irgendwie überlebt sie, aber sie berichtet immer wieder, wie schwer ihr das fällt. Nur in einem ist sie bärig klar: Wer sich so ihr gegenüber verhält, hat verloren. Für immer. Kein Blick, keine Unterhaltung mehr. Auch keine Hausaufgaben zum Abschreiben mehr für die anderen. Hin zur Schule, aushalten und dann zuhause in der Bärenhöhle entspannen. Nun mit den anderen großen Bären in der Oberstufe, die sie aus der Bigband oder dem Chor kennt, fühlt sie sich wohl. (Oder mit ihrer einzigen Freundin in der Stufe und deren Zwillingsschwester.) Lilith hat nun mit den beiden Mädels ganz ordentlichen Kontakt und es läuft – irgendwie. Lilith versteht nicht, warum die Mitschüler:innen sich nicht an Regeln halten und der von der Schule vorgegebene Einsatz der Tablets ist ein einziger Kraftakt für sie. Während ihre Mitschüler:innen vor ihr sitzen und im Unterricht zocken oder gefühlt eine Million Mal auf die Maus klicken, deren bunter LED-Streifen dann die Farbe ändert, ist Lilith total genervt. Alles blinkt, sie kann sich nicht auf den Unterricht konzentrieren, die Geräusche gehen ihr durch Mark und Bein und sie versucht das, was logisch, aber bei Teenagern der Tod ist: Sie fordert die anderen auf, das Gezocke zu lassen. Und die Gruppe zerreißt sie, wie man eben Abtrünnige zerreißt und noch schlimmer wird es, als Lilith, mit ihren Aufgaben fertig, ebenfalls anfängt, etwas anderes zu machen, nämlich in einem Architekturprogramm Häuser zu designen.

Sozial ist sie tot und wieder retten uns nur die Ferien und der erste Lockdown und der Sommer. Ihre autistische Logik und das mangelnde Verständnis sozialer Situationen führen spätestens ab den Herbstferien 2020 endgültig ins Aus. Sie verbringt die Pausen mutterseelenallein in einer Ecke des Schulgebäudes, wo sie fast nie jemand findet. Die beiden Mädels haben sich von ihr losgesagt, weil die eine der anderen ein Ultimatum gestellt hat: Entweder entscheidest du dich bis zum Tag X für mich oder Lilith. Lilith verliert. Im zweiten Lockdown läuft der Unterricht 100% digital und Lilith ist erst froh. Dann aber merkt sie, dass das Mobbing so noch leichter umzusetzen ist. Sie schaut in leere Videokonferenzen, Breakout-Rooms und Co. Niemand telefoniert mit ihr, niemand arbeitet mit ihr. Wir suchen das zweite Mal nach Hilfe. Die Beratungslehrerin der Schule erwähnt die ›Zaunkönige‹. Wir telefonieren und würden gerne zusammenarbeiten. Aber die Finanzierung wollen wir nicht alleine tragen, wir können ja nichts dafür, dass unsere Kinder in dem Zwangssystem Schule nicht klarkommen. Also wieder

der Versuch über das Jugendamt: In den Osterferien sitzen wir in strahlendem Sonnenschein auf der Terrasse und die Mädels berichten, dass eigentlich alles toll wäre, wäre die Schule nicht. Die Mitarbeiterin signalisiert abermals, dass wir ja erziehungsfähig seien ... usw. Thema erledigt. Wir wollen aber diese Hilfe und bleiben dran. Mit den Zaunkönigen sind wir uns einig, dass unsere Kinder gut sind, so wie sie sind; nur leider ist die Passung mit dem System Schule nicht gegeben.

Die Schule startet nach den Ferien wieder im Wechselunterricht und Lilith ist begeistert: Das Mädchen, das sich unter Druck von ihr abgewandt hatte, wendet sich ihr wieder zu (das andere Mädchen ist auch nicht da, weil es in der anderen Gruppe ist). Sie glaubt an eine Versöhnung und wir hoffen mit ihr. Ich ahne, dass das schiefgehen wird, aber wie sehr, ahne ich nicht. Nach zwei Wochen ist die ganze Klasse wieder in der Schule und der Traum ist aus. Lilith bricht in sich zusammen und wir wissen nicht weiter. Ein Tages-Betriebspraktikum steht an und das ist unser Ziel. Mal was anderes sehen, die Schule vergessen. Lilith freut sich auf den 29. 04. 2021. Der Tag ist super und der Hundezüchter, bei dem sie das Praktikum macht, nimmt sie ernst. Es wird Abend und in der Nacht macht Lilith fast ernst. Sie will nicht mehr so leben und überlegt aus dem Fenster zu springen. Wir fahren mit ihr nach einer Mütze Schlaf und einem panischen Telefonat mit den Zaunkönigen in die Psychiatrie. Diagnose: mittelgradige Depression, akute Suizidalität, niedrige Schwingungsfähigkeit. Der Hinweis der Psychiaterin: Ihr Kind sollte hierbleiben. Erst will Lilith nicht, dann will sie doch. Während mein Mann und Mathea nach Hause fahren, Klamotten packen, stehe ich mit meinem geliebten Kind vor der Tür der Psychiatrie in der Sonne und warte auf Aufnahme. Dann fällt mir der Lateinlehrer ein, der zu ihr gesagt hatte ›Du gehörst doch auch in die Klinik!‹ und ich denke, dass er jetzt leider recht behält. Während wir dort stehen, kommen immer wieder Rettungswagen an und laden Kinder und Jugendliche aus. Was das im Weiteren bedeutet, ahne ich noch nicht.

Lilith schaut und ich sehe, dass sie Angst hat. Irgendwann sagt sie: ›Ich will nicht mehr da rein und sterben will ich auch nicht mehr! Ich will nach Hause!‹ Am Ende des Tages nehmen mein Mann und ich sie auf eigenes Risiko mit nach Hause. Wie und wo auch immer ist da ein Knoten geplatzt. Wir beschließen als Familie, am nächsten Morgen in Ruhe zu frühstücken und zu überlegen, wie es weiter geht. Als erstes legen wir fest, dass der 1. Mai immer der Geburtstag unserer Familie sein wird.
Dankenswerter Weise hat auch das Jugendamt mittlerweile verstanden, dass wir Hilfe brauchen. Die Familientherapie mit Zaunkönig kann endlich richtig beginnen. Einmal wöchentlich finden nun intensive Familiengespräche statt. Wir werden verstanden und verstehen immer mehr. Wir sprechen über Autismus, Hochsensibilität und Wölfe und Bären.

Lilith geht mittlerweile nicht mehr in die Schule, Mathea irgendwann auch nicht mehr. Sie hat einen massiven Dauerkopfschmerz entwickelt. Was sind sonst die Konsequenzen dieses totalen Zusammenbruchs? Lilith kann anfänglich nirgendwo mehr alleine hin gehen. Nur dem Hund vertraut sie wirklich. Also beginnen wir ihn als Assistenzhund auszubilden. Konkret bedeutet das? Jeden Tag mit dem Hund trainieren, Einzelstunden mit dem Hundetrainer ein- bis zweimal in der Woche finanzieren, einmal zur regulären Hundeschulstunde. Das bedeutet quasi ›Reparaturkosten‹ zu zahlen für etwas, das das Schulsystem ›kaputt gemacht‹ hat. Der Hund schläft in ihrem Bett und bereits da ist die Unterstützung bitter nötig. Einige Wochen lang rastet Lilith jeden Abend aus, wenn es Richtung Bett geht. Sie schreit, tobt, schlägt, wirft mit Sachen. Irgendwann telefoniere ich mit unserem Kinderarzt und der sagt: ›Sie sind auch nicht mehr die, die Sie mal waren! Wenn es nicht geht zuhause, muss das Kind in die Klinik.‹ Da will sie aber auf keinen Fall hin. Also gehe ich in ihr Zimmer und sage ihr, dass diese Gewaltspirale aufhören muss. Dass ich ihr helfen werde, egal was kommt, aber die abendliche Eskalation muss aufhören. Natürlich tobt sie und sagt, ich würde sie erpressen. Nach einiger Zeit hat sie sich beruhigt und erzählt mir auf Nachfrage unter Tränen, was abends mit ihr passiert. Sie hat Angst, Todesangst. Ihr Hals schnürt sich zu, ihr Puls rast, sie will nur noch weg aus der Situation, denn totale Panik bricht aus. Mir wird klar, dass Lilith gar nicht anders kann abends. Pure Todesangst vor dem Schlafen bringt sie dazu, das Zubettgehen zu verhindern. Und dann fällt bei uns beiden der Groschen. Jeden Abend lebt die Panik von der Klassenfahrt der 6. Klasse in ihr auf: ›Wir werden dich mit Steinen tot werfen, wenn du schläfst!‹ Nach der Erkenntnis geht es uns besser, aber eine Lösung ist das nicht. Ich verspreche, bei ihr zu bleiben, wenn die Panik kommt und ihr zu helfen, aber ich bin da auf Bundesliga-Niveau. Championsleague ist nur der Hund. Wenn Lilith fast bis zur Bewusstlosigkeit wegsackt, hilft nur der Hund. Er kommt, leckt ihre Hände und holt sie so wieder in einen ansprechbaren nicht-dissoziativen Zustand zurück. Wenn Oscar eigentlich nicht unbedingt will, sie ihn aber braucht, schmieren wir Leberwurstpaste auf ihre Hände. Nach einer Attacke ist sie so erschöpft und durchgeschwitzt, dass es einen frischen Schlafanzug und etwas zu essen braucht. Den Job macht mein Lieblingsbär. Abend für Abend geht er x Mal runter und kommt mit Melone und kaltem Wasser zurück und bringt den neuen Schlafanzug.

Nach Wochen bessert sich diese Situation ganz langsam. Aber auch in anderen Situationen ist Lilith immer wieder völlig überfordert. Hört sie einen RTW oder eine Sirene oder sonstiges Blaulicht, zuckt sie am ganzen Körper vor allem am Kopf. Es sieht aus wie ein epileptischer Anfall, ist aber keiner. Auch dann hilft nur hinsetzen, den Hund holen, die Hände lecken lassen und hoffen, dass sie nicht total wegsackt. Der Besuch eines Supermarktes oder anderer alltäglicher Orte gleicht einem Ritt auf der Rasierklinge. Alle Geräusche, Gerüche, die Vielfalt der Farben und Eindrücke führen zu einer totalen Überforderung und können nur im Beisein des Hundes bewältigt werden, was in vielen Fällen eine Menge Überzeugungskraft, Energie und Telefonate kostet. Das Schriftstück, das uns der Kinderpsychiater ausstellt, das die Notwendigkeit des Hundes belegt und die Bescheinigung des Hundetrainers über die Tatsache, dass der Hund sich in der Ausbildung befindet, sind unsere besten Waffen im Kampf gegen zaudernde Marktleiter und dumme Sprüche von Mitmenschen. Einmal bricht Lilith im Aldi zuckend zusammen, der Hund liegt auf ihrem Schoß, damit sie sich wieder spürt, und leckt die Hände und dann hat es auch endlich die Mitarbeiterin verstanden, die vorher noch gemeckert hat: ›Der Hund darf nur mit, wenn Sie nicht dabei sind. Sonst können Sie das ja machen!‹. Vielleicht hat sie jetzt verstanden, wo der Unterschied zwischen mir und dem Hund ist (schließlich will ich nicht auf meiner Tochter liegen und ihr die Hände lecken, denke ich und muss grinsen); plötzlich bekommen wir ein Wasser angeboten und die Möglichkeit, sich kurz im Lager niederzulassen, bis Lilith wieder kann.

Als Familie lernen wir die Metapher von den Wölfen und den Bären kennen und können damit als Familie viel untereinander erklären, besprechen und thematisieren. Natürlich bemühen wir uns mehr denn je, auf die feine Nase unserer Bärenmädchen zu achten. Wir zwingen Lilith nicht mehr, den Geruch von Gouda zu ertragen, sondern packen ihn in die Dose. Wir bemühen uns, ernst zu nehmen, wenn jemand eine Höhlenpause braucht und üben uns darin, gegenseitig ›bärig‹ zu dolmetschen. Dass Bären vielleicht autistisch sein könnten, schien uns angesichts unserer Kinder nicht logisch. Wenn sie außerhalb des Schulsystems waren, klappte es ja scheinbar. Das, was ich mit Autismus verband, konnte ich hier eher nicht wieder finden. Aber das war auch ein eher nerdiges Bild von Autisten. Mit den Zaunkönigen sind wir dem Autismus und dem Bärentum wunderbar auf der Spur. Schon vor, aber spätestens nach der Diagnose atypischer Autismus und posttraumatische Belastungsstörung, lernen wir unsere Familie neu kennen. Wir nutzen die ›Wolf und Bär-Metapher‹ im Gespräch und zum Dolmetschen in der Welt da draußen. Das gelingt intern oft gut. Wir lachen über die diversen autistischen Anteile, die wohl alle Bären in unserer Familie haben.

Und wenn mal etwas so richtig daneben geht, nehmen wir es hin und versuchen irgendwie dadurch zu kommen.
Ein Beispiel gefällig? Wir sind gemeinsam mit der Hundeschule in der Stadt. Zwei Rettungswagen haben wir akustisch wahrgenommen. Das haben wir ganz passabel geschafft. Während wir so mit den anderen Hunden im Kreis stehen, passiert das Unglaubliche: Eine Taube kackt Lilith auf den Kopf. Nicht irgendwie, sondern genau auf den Haaransatz an der Stirn und die Kacke läuft langsam die Stirn runter. Für das Bärenmädchen der absolute Ekel-Reizüberflutungs-Super-Gau. Sie bricht weinend zusammen, reagiert nicht mehr auf Ansprache. Oscar hilft, ich wische den Mist weg und als sie wieder halbwegs bei sich ist, versuche ich, aus der Innenstadt mit ihr zu unserem Auto zu kommen. Sie hört mich zwar wieder, aber ist jetzt endgültig verstummt. Ich zerre Lilith hinter mir her, fahre nach Hause, ziehe sie vor der Dusche aus. Natürlich desinfiziere ich ihren ganzen Kopf, zwei Mal. Dank Corona haben wir ja Desinfektionsmittel in Hülle und Fülle da. Nachdem Lilith zwei Mal die Haare gewaschen hat, spricht sie wieder mit mir. Da Eiswürfel das Sinnessystem gut herunterfahren (danke an die Ergotherapeutin für den Tipp!), lutscht sie drei oder vier und die Laune ist halbwegs wieder hergestellt.

Ansonsten dolmetsche ich für Lilith das Verhalten pubertärer Mitschüler:innen und manchmal kann ich so erklären, was Autismus bedeutet. Was die Schule angeht, haben es beide Mädels nach einem Wechsel besser getroffen als vorher. Mathea hat ans Berufskolleg gewechselt und ist dort unter noch erwachseneren Schüler:innen glücklicher als vorher (sie ist mit 15 die jüngste Schülerin in der Klasse). Für Lilith haben wir kurz vor Toresschluss vor Beginn der Sommerferien eine Schule gefunden. Die Schule hat schon seit langer Zeit Schüler:innen mit den Förderbedarfen Hören und Kommunikation und körperlich-motorische Entwicklung und auch ein paar Autisten. Endlich wird auf Liliths Empfinden Rücksicht genommen. Sie darf rausgehen, wenn sie nicht mehr kann, sie trägt ihren ange-

passten Gehörschutz und die Schule ist sehr weitsichtig. So werden wir vorher über den Probealarm informiert, damit Lilith nicht in der Schule zusammenklappt und als es wegen des landesweiten Warntages doch einmal passiert, findet sich irgendwo noch ein Wassereis, das die Eiswürfel kurzfristig ersetzt. Seitdem liegen auch im Eisfach der Schule Eiswürfel für Lilith. Aber das Allerbeste ist: Oscar darf mit. Er ist auf dem Weg zum ausgebildeten Assistenzhund und geht jeden Tag mit in die Schule. Er gibt Lilith Sicherheit und das Gefühl, dass wenigstens einer sie versteht und sie sich an ihn wenden kann. Letztlich gilt: Die Diagnose gibt ihr, so bitter das ist, dass man ›krank‹ und ›behindert‹ sein muss, die Chance, manche Erleichterung zu erhalten und sie macht sich super auf den Weg zurück ins Leben. Seit den Sommerferien reitet sie und findet dort auch ohne Hund Entspannung und knüpft lose Kontakte. Sie findet sich okay als Autistin und ist voll mit der Beantragung eines Behindertenausweises einverstanden. Nicht, weil sie sich behindert findet, sondern weil sie findet, Bären und Autisten werden behindert durch so viele Dinge. Und daher nimmt sie die Annehmlichkeiten, die von diesem Ausweis zu erwarten sind, gerne mit. Mathea tanzt seit dem Sommer im Ballett und sorgt da für ihre Reizabfuhr. Auch hier bemühen wir uns, dafür zu sorgen, dass die Besonderheiten dieser Bärin geachtet werden. Ihre Höhle sind die Kopfhörer auf ihrem Kopf und dort taucht sie oft und gern in die Welt der Musik ab.

Ich finde, dass es ein hartes Stück Arbeit ist, Bärenmädchen in dieser oft wölfischen Welt großzuziehen, aber ich möchte keines meiner Bärenmädchen eintauschen und auch mein Lieblingsbär ist super. Gott sei Dank haben wir einen Weg aus dem Elend herausgefunden und basteln uns jetzt mit viel Humor durch die Wolfsreviere und freuen uns an unserer Bärenhöhle. Und bald ist ja schon der erste Familiengeburtstag und dann gibt es hoffentlich (Erd-)beeren Torte.«

Zweifelt irgendjemand in diesem Land ernsthaft an den gigantischen Herausforderungen unserer Bärenkinder? Unserer Bärenmenschen? Wir tun es nicht. Es fällt uns leicht, zu verstehen: Die Bären sind gesund, wenn wir sie nicht krank machen. Oder wie kann es sein, dass sogar hochbegabte Kinder auf einer Förderschule für Lernbehinderte, sozial-emotionale oder geistige Entwicklung landen?
Wie kann es sein, dass therapeutische Praxen und Kliniken vollgestopft sind mit scheinbar lebensuntüchtigen Bären? Mit einer gigantischen Warteliste von tausenden weiteren, die händeringend nach Hilfe suchen?

Es wird Zeit, dass wir sie nach Hause schicken mit der frohen Botschaft: Ihr seid keine defekten Wölfe!

Die Wahrheit sieht ganz anders aus:
Ihr seid intakte Bären!

Wölfe in Not

Haben wir Wolfsgeschichten aus unserer Praxis? Nein! Warum erzählen wir hier nur »Bärengeschichten«? Haben Wölfe keine Schwierigkeiten? Brauchen sie nie Unterstützung?

Tatsächlich ist es so, dass wir rückblickend betrachtet immer Familien unterstützen durften, in denen es Bären gab. Reine »Wolfsfamilien« gab es nie! Keine einzige! Das hat uns stutzig gemacht.

Wir hatten zu Beginn selbstverständlich ein anderes Bild und haben ganz systemisch auf die Beziehungsthemen geachtet. Wir haben gute Hilfeprozesse gehabt. Familien haben einen neuen Blick aufeinander erhalten und Konflikte konnten sich reduzieren. Dennoch lag da wie beschrieben etwas im Verborgenen. Wir konnten bis dato nicht erfassen, was es war. Das galt bis zu dem Zeitpunkt, als wir die »Störungsbilder« medizinischer Diagnosen in Betracht gezogen haben. Wir haben begonnen, ein tieferes Verständnis zu entwickeln. Bis hin zu Wolf und Bär. Rückwirkend können wir sagen, es gab in allen Familien in Krisen immer bärige Wahrnehmer.

Nahmen wir selektiv wahr, beziehungsweise waren wir betriebsblind geworden? Wären bei den Diagnostiken nicht immer entsprechende Ergebnisse erzielt worden, könnte man das sicherlich so annehmen. Aber unsere Verdachtsdiagnosen wurden in allen Fällen durch Fachpraxen bestätigt. In 13 Jahren kein einziger Fall von Irrtum. Jede Familie, die sich für eine Diagnostik der Kinder entschied, erhielt die Diagnose – Autismusspektrumsstörung. Einige mit komorbiden Diagnosen wie AD(H)S, LRS, Dyskalkulie etc. Also alles Bärenkinder. Die Familien, welche keine Diagnostik durchliefen, nahmen unsere Metapher trotzdem an. Das Bild der Wölfe und Bären half häufig insoweit, dass sie bewusst eine Diagnostik ausließen. Unsere Erklärungsmodelle erlebten sie als derart hilfreich, dass sie kein »Zertifikat« – schwarz auf weiß – mehr brauchten. Hinzu kommen viele Familien, die sich sehr gerne ebenfalls gegen eine Diagnostik entschieden hätten. Um im bestehenden System einen passenderen Rahmen zu bekommen, war die Diagnose für diese Familien unverzichtbar. Zumindest noch!

Warum also keine Wolfsfamilien? Das Erklärungsmodell kommt wieder aus der Natur. Wölfe regeln ihre Konflikte innerhalb ihrer Gruppe. Sie rangeln, kämpfen und trennen sich vielleicht auch, aber sie verstehen sich. Sie erkennen die Beziehungsthemen. Denn diese sind es, die Konflikte verursachen. Bei Bären entsteht die »Störung« zwar auch in der Beziehung, aber vorausgehend in der Regel durch die überreizte Wahrnehmung, die dann zum Beziehungsproblem werden kann. Oft gibt es im eigentlichen Sinne kein Problem mit der Beziehung. Es ist viel mehr die Überlastung der Umwelteinflüsse, welche die Störung im Zusammenleben kreiert. Die bärige Selbstbezogenheit, die innere Überlebensstrategie, führt automatisch in den Konflikt. Insbesondere dann, wenn die Autonomie gefährdet ist, die Sicherheit verloren geht, keine Struktur und Klarheit herrscht oder die soziale Interaktion irritierend und verletzend wirkt.

Der Bär versteht nicht und wird nicht verstanden. Bären werden schlicht und ergreifend schnell gereizt und damit unentspannt. Das führt zu Spannungen. Sehr häufig mit anderen unentspannten Bären, aber natürlich auch mit den Wölfen. Ganz besonders dann, wenn der Wolf eine Mutter ist. Mütter sind offensichtlich von Hause aus bereit, alles, aber auch wirklich alles, an persönlichen Ressourcen für die Familie zur Verfügung zu stellen. Hauptsache, die Familie ist gut versorgt. Das gilt im besonderen Maße für die Kinder. Im Engagement unterscheiden sich bärige und wölfische Mütter diesbezüglich nicht. Beide Muttertypen geben alles für ihre Kinder.

Sind diese Kinder jedoch Bären und die Mutter eine Wölfin, dann hat sich diese Wölfin nach Adam Riese mit einem Bären liiert. Wo sollen die Bärenkinder sonst herkommen, wenn nicht vom Vater?! Die genetische Komponente ist nach unseren Erkenntnissen in Bezug auf »unsere« Familien eindeutig und deckt sich somit mit vielen wissenschaftlichen Studien der Autismusforschung. Bären geben ihre Gene dominant weiter.

Was heißt das jetzt für die benannte Familie? Die Wolfsmutter lebt also mit einem Bärenrudel »auffe Hütte«. So würde der Kabarettist Herbert Knebel im schönsten Ruhrpottdeutsch formulieren. Nicht nur das. Die Wolfsmutter ist gleichzeitig die Leitwölfin des Bärenrudels. »Lecko funny«, würde Herbert Knebel jetzt wieder sagen, »datt kann doch nich ... da iss die Katastrophe doch von vornherein mit eingekauft!« Vielleicht würde Herbert Knebel aus diesem Stoff tatsächlich eine seiner unnachahmlichen Nummern schreiben. Für unsere Leitwölfinnen ist das jedoch bitterer Ernst des Lebens und gar nicht zum Lachen.

»Unsere« Mütter sind häufig am Ende ihrer Kräfte. Sie verstehen die Welt nicht mehr. Sie verstehen die Kinder nicht mehr. Sie verstehen sich und ihre Partnerschaft nicht mehr. Sie verstehen ihr Leben nicht mehr. Manche brechen regelrecht zusammen, manche entwickeln Krankheiten, manche haben schlicht Angst. Um alles Mögliche. Sie ringen um Sicherheit und Kontrolle, merken aber, dass viele ihrer Felle davonschwimmen. Häufig zuerst die Bärenväter. In der Natur ist das der vorgesehene Lebensweg. Aber im menschlichen Leben? Wolfsmütter jedoch sind zäh. Sie lassen sich nicht unterkriegen. Dann führen sie das Rudel eben allein weiter. Hatte sich während der Partnerschaft häufig sowieso schon so angefühlt. Das berichten uns jedenfalls viele dieser Mütter.

Aufgeben? No way. Nicht, wenn es um die Kinder geht. Aber was bekommen diese Wolfsmütter zurück von dem, was sie in die

Beziehung investiert haben? Liebe? Verständnis? Aufmerksamkeit? Fürsorge? Rücksichtnahme? Die meisten reden diesbezüglich von Einbahnstraßen. Von Gegenverkehr weit und breit nichts zu sehen. Viele beginnen irgendwann, an sich zu zweifeln. Sind sie nicht liebenswert? Müssen sie sich noch mehr anstrengen? Sie haben doch schon alles gegeben, was in ihrer Macht steht. Sie sind freundlich, ernten aber Unfreundlichkeit. Sie sind aufmerksam und den Rudelmitgliedern zugewandt, erhalten aber Missachtung und Abgrenzung. Sie säen Altruismus und ernten Egoismus. Ihre Beziehungsangebote werden in der Regel nicht erwidert. Außer vielleicht, es passt den Bären in den Kram. Wolfsmütter empfinden sich irgendwann wie der nützliche Idiot. Erfüllungsgehilfin eines egomanen Rudels. Wenn sie abends im Bett liegen, und über die Katastrophe, die den Namen Leben trägt, sinnieren, kommen ihnen verschiedenste Erklärungsmuster in den Sinn.

Das Erste lautet:
Ich bin selbst schuld. Ich hätte viel früher reagieren müssen, viel konsequenter handeln müssen. Jetzt bekomme ich die Quittung für meine Versäumnisse.

Das Zweite lautet:
Der Vater ist schuld. Kein Wunder, dass die Kinder so sind. Er hat sich viel zu wenig gekümmert. Und wenn, dann hat er immer nur auf mir herumgehackt. Außerdem entdecke ich etliche charakterliche Parallelen zwischen Vater und Kind.

Das Dritte lautet:
Die Schwiegereltern sind schuld. Die haben schließlich den Ex erzogen. Und auch da jede Menge Parallelen im (schlechten) Charakter. Ein roter Faden dieser Sippe.

Das Vierte lautet:
Die Gesellschaft ist schuld. Es gibt zu wenig Verständnis für mich und meine Kinder. Ständig werden wir kritisiert. Meine Kinder als unerzogene, oder asoziale, oder egomane, oder verweichlichte Blagen betrachtet und ich, Mutter, als die Hauptverursacherin gebrandmarkt.

Wer soll da in den Schlaf finden? Die Mütter werden trotz Schlafmangels am nächsten Morgen wieder brav in die Rüstung steigen und kämpfen. Zuerst für ihre Kinder, dann gegen sämtliche Anfeindungen, zuletzt für sich. Die, die sich Hilfe holen, erhalten gelegentlich Trost und Verständnis. An der Gesamtsituation ändert es meist wenig. Die Situation ist vergleichbar mit der Verzweiflung von Katzendompteuren. Zur Erinnerung der Spruch: Katzen sind autistische Hunde!
Ich erwarte von der Katze nicht das gleiche Verhalten wie von einem Hund. Und vor allem: Ich nehme es nicht persönlich, wie sie sich verhält. Sie ist einfach von Natur aus so. Das hat nichts mit meiner Kompetenz oder meinen Bemühungen zu tun. Die Katze kommt kuscheln, wenn sie es möchte, nicht, wenn ich es erwarte.

Wenn die Wolfsmutter doch nur erkennen könnte, dass viele ihrer wölfischen Bemühungen auf Bären treffen. Was würde sie tun? Würde sie umdenken? Anders handeln? Ihre Beziehungen auf ein neues Fundament stellen? Könnte sie verzeihen? Ihren Kindern, ihrem Ex, der Gesellschaft, sich selbst? Es könnte ein erster Schritt sein. Etwas Luft verschaffen, Druck abbauen, für mehr Gelassenheit sorgen. Wenn wir Menschen uns geirrt haben, stellen wir im Moment der Erkenntnis eine Erleichterung fest. Wir waren auf dem Holzweg. Gut, dass wir das erkannt haben. Dann müssen wir nicht mehr in die falsche Richtung weiterlaufen. Aber einen neuen Weg haben wir dadurch noch nicht gefunden. Die Lösung lässt noch auf sich warten. Es sind dennoch die Momente der Klarheit. Unsere Enttäuschungen und Verletzungen bekommen plötzlich eine schlüssige Erklärung. Das Wort »schuld« darf jetzt klein geschrieben werden. Ganz weg ist es aber noch nicht. Es lauert noch an jeder Ecke und schleicht sich ganz gemein von hinten an, um dann überfallartig zu attackieren. Besonders Mütter sind äußerst empfänglich für solche Attacken. Viele haben sich daran gewöhnt, dass sie unvermeidlich sind. Weh tut es trotzdem. Zumindest besitzen die Attacken dann nicht mehr die Wirkkraft verbaler Fausthiebe. Sie wirken eher wie Nadelstiche. Nur das kleinere Übel, aber immerhin eine Erleichterung. Was bleibt, ist: Die Wolfsmutter bekommt nicht das, was sie braucht. Geschweige denn das, was sie verdient. Das ist Lichtjahre entfernt.

Wie soll eine Wolfsmutter freiwillig darauf verzichten, wölfisch zu fühlen, zu denken und zu handeln? Sie wird weiterhin dafür kämpfen, dass ihr Rudel intakt ist. Dass es allen gut geht. Und dass es auch endlich ihr selbst gut geht. Möglicherweise ab jetzt jedoch mit anderen Erwartungen. Vielleicht wird sie besser verstehen, was ihre Bärenkinder brauchen. Sie könnte bereit sein, mehr Autonomie zuzulassen. Sie könnte im Gegenzug für noch mehr Struktur sorgen. Sie könnte ihre Entscheidungen transparent und vorhersehbar machen. Sie könnte mehr Rückzug und Individualität ihrer Kinder tolerieren. Sie könnte akzeptieren, dass ihre Bärenkinder von der vorherrschenden gesellschaftlichen Norm abweichen. Sie könnte akzeptieren, dass es Bären und keine Wölfe sind. Aber selbst, wenn die Konflikte sich minimieren, wenn der Haussegen nicht mehr ganz so schief hängt, kann sie am Ende glücklich sein?

Selbst Wölfe, die gut mit Bären klarkommen, brauchen andere Wölfe, um sich wiederzufinden. Um sich in Vollkommenheit zu spüren, braucht es ein adäquates Gegenüber. Ein Wesen, das mich instinktiv erfasst und dem ich die Welt nicht permanent

übersetzen muss, weil es einfach so tickt wie ich. Da geht es den großen Wölfen genau so wie den kleinen Wölfen. Und den Bären geht es wie den Wölfen: Alle wünschen sich das gleiche instinktive Verstehen.
Es könnte alles so einfach sein. Ist es aber nicht.
Viele Wolfsmütter leben nun mal mit Bären in der gleichen Höhle, respektive unter einem Dach. Trennung? Vom Bärenpapa vielleicht. Von den Bärenkindern? Never ever. Erst, wenn sie flügge sind. Mit 18 ..., okay, 25 ... also spätestens mit 30! Seufz!

Wolfsmütter sind schwierig. Und großartig! Nur der Vollständigkeit halber: Bärenmütter natürlich auch!

Und was ist mit den Vätern? Wolf oder Bär? Meistens sind immer noch die Mütter an der »Front«. Sie tragen weiterhin den größten Arbeitsanteil der Erziehung und des Alltages von Familien und Kindern. Aber eines ist zumindest in unserem Erleben gewiss. Wenn die Väter am Start sind, und in unseren Familien sind es tatsächlich etliche, wenn sie auf Augenhöhe und mit Wertschätzung gemeinsam mit den Müttern agieren, dann profitieren die Kinder ungemein.

Das Konstrukt Familie, egal ob gemeinsam oder getrennt lebend, löst Herausforderungen leichter, effektiver und nachhaltiger. Und zwar für alle Familienmitglieder!

Also liebe Väter:
Ran an den Speck!

Die Versöhnung

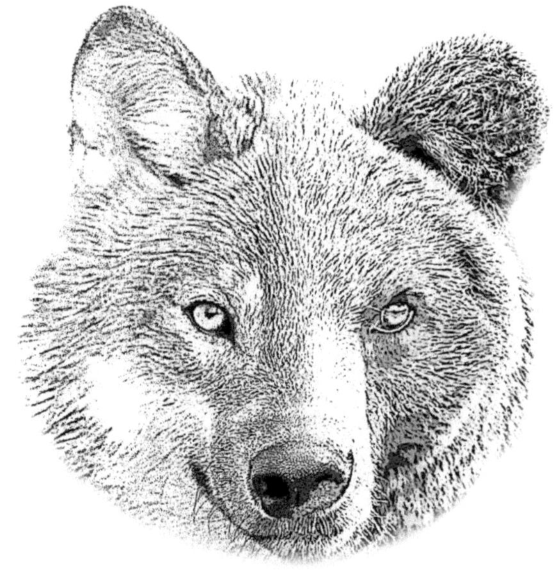

Was ist denn mittlerweile aus unserem Anfangssatz geworden?
Ich bin schuld!
Ist er noch genauso nagend wie zu Beginn dieses Buches? Schmerzt er noch genauso tief? Oder hat er an Wirkung verloren? Ist vielleicht bereits eine kleine Heilung entstanden? Vielleicht ist ein kleines Fünkchen Hoffnung entfacht. Vielleicht ist schon ein Gefühl der Versöhnung gekeimt. Versöhnung mit sich selbst. Versöhnung mit dem Kind, dem Partner, mit der Herkunftsfamilie. Wenn es so ist, durch welche Gedanken könnte dies entstanden sein?

Für uns gilt unumstößlich ein Satz, den wir schon oft gehört und gesprochen haben und den die Menschheit vermutlich als Lehrsatz längst verinnerlicht hat. Einen Satz, der aber ohne die tägliche Neugestaltung keine Wirkung erzielen wird. Bedeutungslos und sinnentleert bleibt.

Wir müssen diesen Satz jeden Tag neu zur Geltung bringen:
Jeder Mensch ist einzigartig!
Das ist noch sicherer als das Amen in der Kirche.
Das ist ein Naturgesetz.
Daran ist nicht zu rütteln.
Das ist wunderbar.
Das ist großartig.
Es ist eine Befreiung.

Wenn wir einzigartig sind, dann darf ich anders sein als andere. Von Geburt an, eigentlich schon im Mutterbauch. Dann hinkt im Leben jeder Vergleich.
Einzigartigkeit kann nicht kritisiert werden.
Sie muss sich keinem Vergleich stellen.
Jeder Mensch ist okay so, wie er ist.
Er ist wertvoll. Mit all seinen Fähigkeiten und seinen Herausforderungen.

Wir kommen nicht alle mit den gleichen Voraussetzungen auf die Welt.

Das gilt für alle Lebensbereiche. Welche Genkombination hat sich ergeben? Wie verlief die Schwangerschaft? Wie war die Geburt? Wie ist die Familiensituation? Wie die Gesellschaftsform? Wie sind die gesundheitlichen, körperlichen, wirtschaftlichen Voraussetzungen? Wie funktioniert das Gehirn? Wie nimmt es wahr? All diese Komponenten machen deutlich, dass wir unterschiedlich sind.

Wir sind nicht gleich! Doch wollen wir alle Gleichbehandlung. Das verbinden wir in der Regel mit Gerechtigkeit. Macht das vor diesem Hintergrund denn überhaupt Sinn?

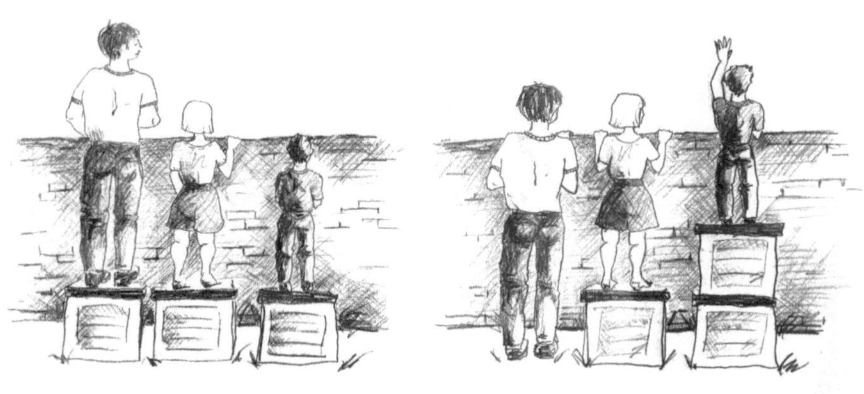

Gerechtigkeit ist nicht,
dass alle Menschen das Gleiche bekommen.

Es ist gerecht, wenn alle Menschen das bekommen, was sie brauchen, um ihrem Naturell entsprechend leben zu können.

"ZUM ZIELE EINER GERECHTEN AUSLESE LAUTET DIE PRÜFUNGS-AUFGABE FÜR SIE ALLE GLEICH: KLETTERN SIE AUF DEN BAUM!"

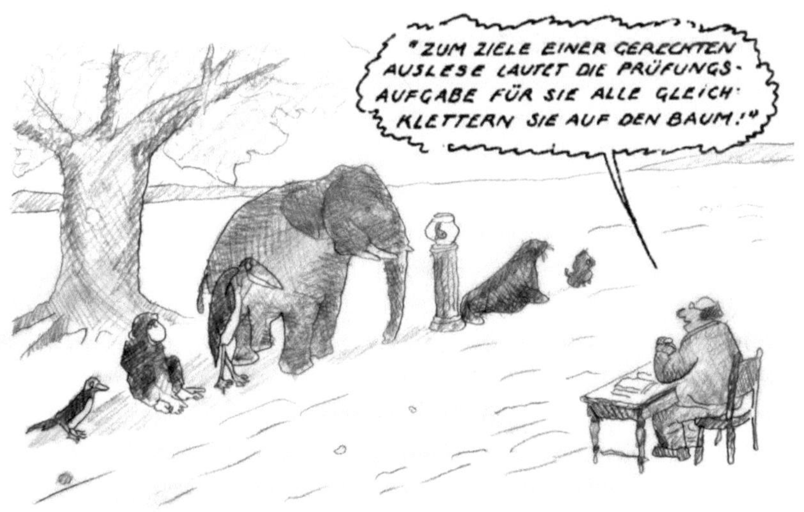

Wir alle haben ein unglaubliches Potential ...

... aber wenn du einen Fisch danach beurteilst, ob er auf einen Baum klettern kann, wird er sein ganzes Leben glauben, dass er dumm ist.

Wolf und Bär sind okay

Was bedeutet dies denn nun alles für uns Menschen? Für uns ist eindeutig klar: Die Menschheit besteht aus Wölfen UND Bären. Es gibt aus unserer Sicht keinen Zweifel, dass wir zwei menschliche Normen bezüglich unserer Wahrnehmung haben. Dies in annähernd gleichmäßiger Verteilung. 50/50! Die eine Hälfte schwerpunktmäßig wölfisch, die andere Hälfte schwerpunktmäßig bärig. Jedoch mit unterschiedlichen Anteilen und Ausprägungen.

Wenn wir mit Lehrern oder Erziehern sprechen, kippt unsere Annahme manchmal sogar. Sie berichten, teilweise mehr bärige als wölfische Kinder zu entdecken. Das Rudelsystem scheint immer herausfordernder zu werden. Pädagogen jeglicher Ausprägung beginnen immer mehr, an sich zu zweifeln. Andere zweifeln eher an den Eltern. Glücklicherweise zweifeln auch immer mehr Menschen am System! Warum scheint es heute so viel schwieriger zu sein, eine Gruppe zu leiten? Warum scheren immer mehr Kinder aus? Warum sind sie irgendwie nicht steuerbar? Warum haben immer mehr Kinder Diagnosen, Förderbedarfe, Integrationshelfer? Benötigen Therapien – Ergo-, Logo-, Psychotherapien?

Was ist mit den Erwachsenen?
Immer mehr Menschen landen auch hier in therapeutischen Praxen und Kliniken. Sie nehmen Psychopharmaka, sind arbeitsunfähig, landen im Burnout, entwickeln psychische Erkrankungen. Sie sind durch die Arbeit und das Leben ausgebrannt. Dies zu einer Zeit, in welcher wir, zumindest hier in Deutschland, so sicher und komfortabel leben können wie nie zuvor in der Menschheitsgeschichte. Nie waren wir so abgesichert in unserem Überleben. Dennoch steigen die Zahlen von Suiziden und Suizidversuchen. Wie konnte es so weit kommen?

Unser Erklärungsmodell:
Wir werden mit unserer Art wahrzunehmen geboren. Diese Fähigkeit haben wir geerbt. Es scheint sogar so zu sein, dass sich ein besonders reizoffenes Gehirn dominant vererbt. In absolut jeder Familie, in welcher wir ein bäriges Kind angetroffen haben, egal ob mit oder ohne Diagnose, fand sich auf Elternebene ebenfalls ein Bär. Nicht ein einziges Mal gab es zwei wölfische Eltern und ein bäriges Kind. Wenn es Geschwisterkinder gibt, wurde auch bei denen deutlich, dass sie überwiegend bärige Anteile besitzen. Selbst wenn deren Verhalten deutlich unauffälliger, angepasster ist. Persönlichkeitsmerkmale, andere genetische Komponenten und das Lebensumfeld prägen uns. Sie bestimmen, wie wir schlussendlich mit unserer Art wahrzunehmen zurechtkommen.

Der Hirnforscher Henry Markram sagte über sich, es sei sein Glück gewesen, dass er in der Kalahari Wüste aufgewachsen sei. Dort, wo eine Reizüberflutung in jungen Jahren kaum gegeben war. Sein Sohn Kai hätte es anders erfahren. Durch seine große Wissbegierde haben die Eltern ihm ein stetiges Angebot an neuen Reizen gemacht, was irgendwann zu einer massiven Überlastung geführt hat. Aber sie handelten eben wie liebevolle Eltern mit den besten Absichten. Sie wussten es schließlich nicht besser. Sie konnten nicht ahnen, welche Auswirkungen die unzähligen Reisen, verbunden mit permanent neuen Sinneseindrücken, auf ihr Kind haben würde. Wer konnte ahnen, dass angesichts der Überdosis an geistigem Futter die Datenautobahn in seinem Kopf irgendwann kollabieren würde. Er war ja stets neugierig, offen und freundlich.

Unser Gehirn steuert immens viele Wahrnehmungskanäle. Dafür braucht es Filter, um vor Sinneseindrücken und Reizen zu schützen. Wie viele Filter zur Verfügung stehen, ist letztlich individuell.

Nehmen wir mal an, ein Mensch besäße 100 Wahrnehmungskanäle. Alle diese Kanäle sind offen für Reize. Am Ende dieser Kanäle gibt es einen Behälter mit einem Fassungsvermögen von 100ml. Dieser wird alle halbe Stunde geleert. Geleert in ein riesiges Vorratsbehältnis. Nun gibt es Menschen, denen stehen 80 Stopfen oder Filter zur Verfügung, um die Kanäle zu verschließen, oder zumindest die Aufnahme von Reizen zu verlangsamen, zu reduzieren. Ich kann diese 80 Filter flexibel nutzen, abhängig von der Reizmenge, die von außen kommt. Dann ist es möglich, den Auffangbehälter immer nur so weit zu füllen, dass er wiederum zur passenden Zeit geleert wird, ohne dass etwas überläuft. Eine wunderbar funktionierende Kette.
Was aber, wenn mir 50, 30 oder nur zehn Filter zur Verfügung stehen? Dann ist es wichtig, dass die gleiche Menge an Informationen in einer anderen Taktung ankommt. Das Tempo müsste deutlich verringert sein, sonst läuft der Behälter über. Es gäbe eine ziemliche Sauerei und am Ende käme nicht mal das vorgesehene Volumen im großen Vorratsbehälter an. Nur ein geringer Prozentsatz von dem, was die Wahrnehmungskanäle vorher aufgenommen haben, würde gespeichert.

Also: Je reizoffener ich bin, desto mehr kann ich grundsätzlich aufnehmen. Aber nicht unter dem weiteren stetigen neuen Zufluss von Reizen. Da geht eine Menge verloren, es staut sich und überschwemmt. Das passiert jedoch nicht, weil ich kein gutes Management habe, zu »dumm« bin, ein ursächliches Defizit habe oder dergleichen. Es entsteht, weil alles gleichzeitig verarbeitet werden will und weniger Filter zum Schutz vorhanden sind.

Dieser Schutz muss entsprechend von außen kommen. Insbesondere Kinder benötigen einen geschützten Rahmen, um einer Überlastung vorzubeugen. Dafür braucht es Erwachsene, die erkennen, verstehen und bereit sind, ihre Kinder zu schützen – im Zweifel gegen gesellschaftliche Vorstellungen. Derart reizoffene Erwachsene sind dazu aufgerufen, dies in ihrem Alltag eigenverantwortlich zu machen. Dazu braucht es aber ebenfalls überhaupt erst die Möglichkeit, die eigene Wahrnehmung zu erkennen und zu verstehen.

Diese Reizoffenheit scheint ein urmenschliches Merkmal zu sein, was dazu beigetragen hat, dass wir uns in der Natur durchsetzen konnten. Offenbar besonders gut in der Unterschiedlichkeit. Die Kombination von Wolf und Bär wirkt wunderbar. Netzwerker und Individualisten teilen ihr Leben. Bereichern es durch ihre unterschiedlichen Fähigkeiten. Vermutlich bis zu dem Zeitpunkt, an welchem wir »zu viele« wurden. Die Zunahme an Reizen beeinträchtigte die Bärentypen zunehmend. Es gab immer weniger Möglichkeiten, sich zu schützen. Rückzug, Aggression wurden als erste »soziale« Störungen identifiziert. Das Aushalten der Überreizung, die Kompensation führte vermutlich zu »psychischen« Störungen. Die Unterschiedlichkeit wurde zur gefühlten Bedrohung. Missverständnisse im Verhalten führten zu Verletzungen, führten zu Konflikten, zur Entzweiung.
Eine Deutungshoheit der Wölfe, der stärker gefilterten Wahrnehmung – als Vorteil in einer reizintensiven Welt – konnte entstehen.

In all den Jahren unserer Arbeit mit Familien ist uns schlussendlich sehr deutlich geworden, dass eine hochsensible, bärige Wahrnehmung, im Abgleich mit einer stärker gefilterten, wölfischen Wahrnehmung, einen immens hohen Anteil an Konflikten und Missverständnissen im Leben von uns Menschen hat. Diese Unterschiedlichkeit bildet eine Grundlage für menschliche

Differenzen. Diese Differenzen abzumildern, ist aus unserer Sicht der Schlüssel zur Versöhnung. Dies bedeutet jedoch nicht, dass wir Menschen uns angleichen müssen. Es geht vielmehr darum, zu verstehen, wie die Wahrnehmungsmechanismen jedes einzelnen sind. Wenn es eine Idee dazu gibt, ob jemand eher bärig oder wölfisch wahrnimmt, fällt es leichter, Reaktionen und Verhalten einzuschätzen. Herausforderndes Verhalten muss nicht mehr persönlich genommen werden. Die Erwartungen an mich selbst und mein Gegenüber können angepasst werden. Im besten Falle können so Enttäuschungen vermieden werden. Im wahrsten Sinne des Wortes werden wir einander nicht mehr »täuschen« müssen und können so auch nicht »enttäuscht« werden.

Dies beginnt beim Baby, welches ein erhöhtes Ruhebedürfnis hat und in der PEKiP-Gruppe aus dem Rahmen fällt, oder im Nachhinein nicht zu beruhigen ist. Beim Begriff »Schreibaby« werden wir bereits hellhörig. Selbstverständlich gibt es viele Faktoren, die ein Baby dazu veranlassen können, zu schreien oder zu weinen. Eltern haben aber in der Regel ein Gefühl dafür, ob ihr Kind mehr schreit oder weint, als es zur konkreten Situation passt. Zumindest kann in die Überlegung miteinbezogen werden, ob mein Kind vielleicht ein Vielfühler ist. Rituale, Pausen, Reizminderung können Abhilfe schaffen. Sie können das Baby vor Überlastung schützen.

Auch im Kindergarten können die Einschätzungen zu Wolf und Bär hilfreich sein, um Kinder und ihr Verhalten angemessen zu beurteilen. Und selbstverständlich angemessen zu fördern. Auch für das Gruppengeschehen ist es hilfreich, diese Aspekte zu betrachten. Welche Kinder sind in der großen Morgenrunde gut aufgehoben und welche brauchen einen kleineren Rahmen? Welche Regeln sind stimmig für die Rudelkinder, welche eher für die Individualisten? Welche Kinder mögen Veränderungen, Flexi-

bilität, Überraschungen? Welche Kinder brauchen mehr Rituale, Struktur, Beständigkeit?
Ähnliches gilt selbstverständlich für das unglaublich vielschichtige System Schule. Hier, wo es um Persönlichkeitsbildung und Vorbereitung auf das Leben gehen sollte. Dort wo persönliche Stärken herausgearbeitet werden könnten, geht es leider viel mehr um Gleichförmigkeit und Vergleiche. Kaum ein Bereich, in welchem Kinder weniger individuell betrachtet werden als hier. Zumindest in Deutschland. Wie erfolgreich, produktiv, gesund und glücklich könnten Kinder und Jugendliche werden, wenn sie im System Schule individueller und nach ihrem Wahrnehmungstyp gefördert werden könnten? Größere oder kleinere Lerngruppen. Mündliche Beteiligung oder schriftliche Mitarbeit? Gruppenarbeit oder Einzelreferat? Die Stärken stärken, anstatt lediglich die Schwächen zu fördern.
Weder Schüler noch Lehrer würden verheizt. Auf beiden Seiten gäbe es viel mehr Gewinner als Verlierer. Selbstwirksame Schüler, selbstwirksame Lehrer. Es könnte sich eine Zufriedenheit einstellen, von welcher wir aktuell nur träumen können. Ein zufriedeneres Schulleben hätte selbstverständlich auch ein zufriedeneres Familienleben zur Folge. Das Thema Schule nimmt einen immensen Raum in unseren familientherapeutischen Prozessen ein. Viele Eltern sagen uns, hätten sie das Schulproblem nicht, hätten sie nur noch einen Bruchteil der Konflikte.
Unserer Einschätzung nach verteidigen jedoch besonders die Bären unter den Lehrern und in den Ministerien vehement das bestehende »wölfische« Schulsystem und identifizieren als Ursache vieler pädagogischer Probleme vermeintlich defekte Wolfskinder mit ihren erziehungsschwachen Eltern.

Ohne tieferes Verständnis, über was und wen sie sprechen. Ohne die Idee, dass schon kleinere Veränderungen im System, nicht am Kind, eine große Wirkung haben könnten. »Die größten Kritiker der Elche sind selber welche.«, hätte F.W. Bernstein dazu gesagt.

Auch im Freizeitbereich könnten wir Menschen uns neu aufstellen. Einen roten Panda müssten wir nicht zwingend in einem Mannschaftssport unterbringen, wenn er dies nicht möchte. Nur um vermeintlich zu verhindern, dass er eine Sozialphobie entwickelt. Würde er nicht stetig ins Rudel gezwungen, würde er vermutlich nicht phobisch werden. Er könnte gelassen in eine Gruppe kommen, wenn er wüsste, dass er jederzeit gehen kann und er dafür nicht missachtet oder gering geschätzt würde. Allen wäre klar: »Wenn er bereit für die Gruppe ist, kommt er schon. Sonst treffe ich mich allein mit ihm, wenn wir ein gemeinsames Interesse teilen.«

Bei der Berufswahl sowie dem konkreten Arbeitsplatz ist es ebenfalls unglaublich wertvoll zu wissen, wo jeder sein Potenzial entfalten kann. »Vielleicht würde ein Vier-Stunden-Arbeitstag genau zu mir passen. Vier Stunden, in denen ich völlig konzentriert arbeiten kann. In welchen ich sogar das schaffe, was andere in acht Stunden bewältigen. Mit einem Acht-Stunden-Tag aber bin ich überlastet. Das kann sogar dazu führen, dass ich nicht mal zwei Stunden konzentriert bin. Ich habe schließlich noch sechs vor mir. Vielleicht sollte ich mich doch krankschreiben lassen, oder ich lande im Burnout.«

Ist ein Großraumbüro das richtige, oder doch eher ein Einzelbüro? Homeoffice oder vor Ort? Viel Kundenkontakt oder eher im Hintergrund? Vorgegebene klare Strukturen oder kreative Eigenverantwortlichkeit? Angestellter oder Selbstständiger? Unglaublich viele individuelle Entscheidungen, die, polarisiert betrachtet, zu einem zufriedenen Berufsleben oder ins Burnout führen können. Da kann man sich auch gerne mal die Frage stellen, ob der Chef einer Firma eher bärig oder wölfisch sein sollte. Oder macht eine Doppelspitze Sinn? Wie könnten Bewerbungsverfahren gestaltet werden und welche Mitarbeiter passen gut in das

Unternehmen? In welchen Bereichen braucht es vielleicht mehrheitlich Wölfe oder Bären?

Auch in der politischen Welt würde die Frage Sinn ergeben. Wer tummelt sich in den politischen Spitzen unserer Welt? Kann man Rückschlüsse ziehen, welcher Wahrnehmungstyp da an der Macht sitzt? Kann ich daran erkennen, wie dieser die Welt sieht, einteilt, kategorisiert? Gibt es einen eher ganzheitlichen Blick oder eher eine Detailfokussierung? Ist die Person auf Ausgewogenheit bedacht oder eher auf Polarisierung? Eher im horizontalen oder im vertikalen Wertesystem verankert? Werden die persönlichen Fähigkeiten für das Allgemeinwohl genutzt – unabhängig davon, ob Wolf oder Bär? Oder sitzt da vielleicht ein Bär, der – warum auch immer – in ein massives Störgefühl geraten ist und nun sehr egozentrisch und machtbesessen agiert? Spannende Themen für ein weiteres Buch.

In Freundschaften und Partnerschaften wirken die gleichen Prinzipien von Wolf und Bär. Der eine möchte in die Disco, der andere lieber zu Hause vor dem Fernseher sitzen. Der eine braucht eine bestimmte Ordnung, der andere beherrscht das Chaos. Der eine liebt abwechslungsreiche Urlaube, der andere möchte jedes Mal ins selbe Hotel und bevorzugt auch ins selbe Zimmer. Der eine liebt es, spontan Besuch einzuladen, der andere benötigt dafür Vorbereitungszeit und einen ganz klaren Plan. Der eine möchte ein ganzes Rudel Kinder, der andere ist glücklich in der Paarbeziehung.
Diese Unterschiede können zu Konflikten, Verletzungen und Trennung führen. Sie können aber auch bereichern und ergänzen. Dafür ist es jedoch wichtig, zu verstehen: „Wer bin ich und wer ist mein Gegenüber? Wie nehme ich die Welt wahr und wie mein Gegenüber? Was löst Stress und Entspannung bei mir aus und wie ist dies bei meinem Gegenüber?“ Ehrliche Antworten

auf diese Fragen können so den Grundstein für psychische und körperliche Gesundheit bilden. Jegliche Form von Beziehung und Kontakt kann so ebenfalls vereinfacht und harmonisiert werden. Individuelle Gesundheit kann dann entstehen, wenn ich mir meiner selbst bewusst bin. Wenn ich die Chance habe, mich so zu sehen, wie ich bin und mich nicht mit jemandem oder einem bestimmten Verhalten vergleichen muss. Wenn schon meine Eltern eine Idee davon haben, wie sie selbst wahrnehmen und nach meiner Geburt achtsam dafür sind, wie ich wahrnehmen könnte. Die ihre Interaktionen daran festmachen, wer wir sind und nicht daran, wie wir sein sollten. Dann kann sich auch eine gesunde Beziehung entwickeln. Selbstwirksamkeit kann entstehen. Verletzungen können reduziert werden. Ein gesundes Ego kann wachsen.

Dafür braucht es eine neue Definition des Begriffes „Menschliche Norm". Es sollte klar werden, dass wir einzigartige Individuen sind. Eine Normierung begrenzt uns und kann uns nie in Gänze betrachten. Einzigartigkeit kann nicht kritisiert werden. Es fehlt der Bezugspunkt. Diversität und Neurodiversität sind die Begriffe, die uns helfen können, miteinander in Frieden zu kommen. Wölfe und Bären! Alle sind einzigartig! Und okay!

Bären sind eben keine defekten Wölfe, die auf Biegen und Brechen ins Rudel integriert werden müssen. Ob sie wollen oder nicht. Das ist nicht unser Verständnis von Inklusion!
Teilhaben lassen: Ja. Teilhaben müssen: Nein.
Besser ist die Entwicklung entsprechender Rahmenbedingungen und ein tieferes Verständnis.

Liebe Bären im Wolfspelz: Befreit euch! Macht euch nackig! Streift den Wolfspelz ab und seid Bär!

Und liebe Wölfe: Ihr könnt ihnen dabei helfen! Macht die Augen auf! Lasst Bären Bären sein!

Es sollte keine zwangsverordnete Deutungshoheit mehr geben. Weder von Wölfen noch von Bären. Wir alle tragen beide Anteile in uns. In unterschiedlicher Verteilung. Wir können voneinander lernen. Wir können gemeinsam leben, auf dem kleinsten gemeinsamen Nenner der Koexistenz.

Wir haben es schon seit Urzeiten so gemacht. Wir müssen den Rahmen passend machen für die Menschen und nicht die Menschen an den Rahmen anpassen.

Ja, das macht Arbeit.
Ja, das wird dauern.
Ja, das wird Kosten produzieren.

Aber es wird sich lohnen.
In jeder Hinsicht. Persönlich und global.

Der Code zum Ego

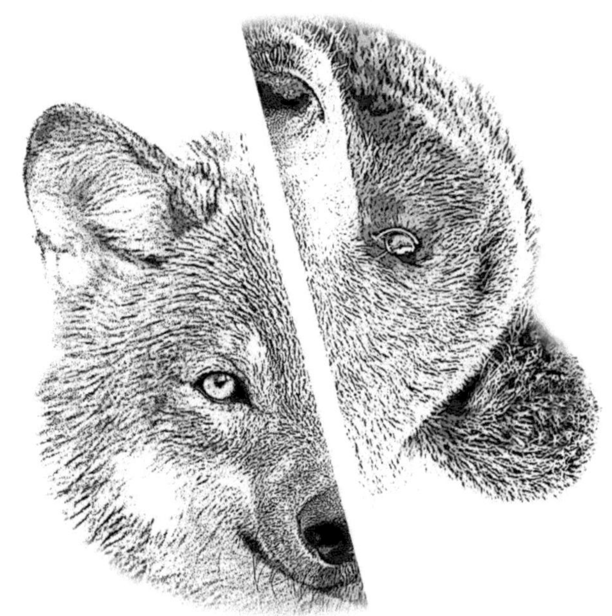

Immer wieder haben wir darüber nachgedacht, ob es Sinn machen könnte, an dieser Stelle einen Fragebogen zu entwickeln und damit einen klassischen Selbsttest zu erstellen. Verlockend ist es schon. Einfach ein paar Kreuzchen machen und am Ende bin ich plötzlich schlauer. Ich weiß, wie ich ticke und wer ich bin.

In unserem Fall:
Bin ich eher ein Wolf mit stärker gefiltertem Gehirn oder bin ich eher Typ Bär mit besonders sensibler Wahrnehmung? Sollte es zum Bären tendieren, dann bräuchte es vermutlich noch die Unterscheidung der Eigenarten: Grizzly – großer Panda – roter Panda. Eigentlich doch eine nette Idee, um die Neugier zu stillen.

Ja, vermutlich schon. Aber aus unserer Sicht eben auch nicht mehr als das. Nur eine nette Idee! In unserem Inneren widerstrebt uns doch genau das: Mit ein paar wenigen Aussagen und statistischen Parametern festlegen, wer jemand ist. Zugegeben, Diagnostikverfahren haben schon etwas mehr als ein paar Fragen.
Aber es bleibt dabei, dass sie nur einen kleinen Teil des Menschen abbilden. Der weitaus größere Teil bleibt im Verborgenen. Häufig vor allem die Anteile eines Menschen, die als Fähigkeiten und Ressourcen bezeichnet werden können. Es wird schließlich bei der Diagnostik lediglich darauf geachtet, was von der Norm abweicht. Von der Norm abweichen wird in den meisten Fällen als Defizit betrachtet. Es weicht meist »nach unten« ab. Unterdurchschnittlich heißt es dann oft in der Beschreibung. Bezieht es sich beispielsweise auf den IQ, ist überdurchschnittlich wiederum eine Fähigkeit. Die Herausforderungen, die damit einhergehen können, werden jedoch nicht unbedingt in Betracht gezogen.

Wie wir erleben konnten, liegt einer sogenannten Hochbegabung nämlich ein hochsensibles, weniger gefiltertes Gehirn zu

Grunde. Die Fähigkeit, tief einzudringen in ein Thema, die Materie. Gleichermaßen aber eben auch eine hohe Störanfälligkeit, aufgrund der Reizoffenheit. Und dadurch im sozialen Sinne gelegentlich eine soziale Abweichung. Unwölfisch halt. Der eigenbrötlerische Professor, der eigensinnige Wissenschaftler, der exzentrische Künstler, der halsstarrige Beamte.
Es bestünde doch die Möglichkeit, einen Test so zu gestalten, dass er die Fähigkeiten würdigt und herausstellt. Auch nicht schlecht ... Was aber, wenn ich gerade in einer tiefen Krise stecke, sodass mir meine Fähigkeiten überhaupt nicht bewusst werden? Oder ich mein Leben lang versucht habe, mich anzupassen? Ich nie wirklich erfahren konnte, wer ich bin, was ich kann, was mir guttut? Weil ich ein Meister der Kompensation bin. Ein großer Panda. Dann könnte der Test qualvoll werden oder erkenntnislos bleiben.
Der Nutzen, den eine Überprüfung der Wahrnehmung hat, liegt für uns auf der Hand. Wer Klarheit darüber gewinnt, wie er selbst wahrnimmt, kann sein Leben bewusster gestalten und ist somit im besten Falle zufriedener. Er kann besser erkennen, was stresst und was entspannt. Er kann schon im Vorhinein eine Ahnung entwickeln, was eine bestimmte Situation auslösen wird, wie das Nervenkostüm reagieren könnte. Er kann Steuerungsfähigkeit und Selbstwirksamkeit erlangen. Es muss sich nicht mehr anfühlen, als würde das Leben einen auf unerklärliche Weise ärgern und im Schleuderwaschgang durchschütteln.

Das wäre ein erster Schritt. Im nächsten Schritt kann dies auf die Mitmenschen übertragen werden. Wie nehmen die eigenen Kinder, wie der Partner, andere Familienmitglieder, Freunde, Kollegen und so weiter wahr? Was kann beobachtet und erfragt werden?
Wenn das Gegenüber offen für eine solche Auseinandersetzung ist, ist das unglaublich hilfreich. Aber selbst, wenn das nicht der Fall ist, können Beobachtungen auch Außenstehenden helfen,

in ein tieferes Verständnis zu kommen. Einfach, wenn der Filter – hochsensible Wahrnehmung – Bär – einmal aufgelegt wird. Dann werden bestimmte Verhaltensweisen plötzlich erklärlicher, verständlich, vielleicht sogar logisch.

Es bietet sich die Chance, einen neuen Blick auf das Leben zu werfen. Neu zu verstehen und auch neu zu bewerten. Ein entspannteres Miteinander wäre möglich. Die Chance auf Frieden.

Unsere Idee ist vielleicht nicht so schnell wie ein Test, aber hoffentlich nachhaltig und ganz individuell. Und wer weiß, vielleicht funktioniert sie ja doch schneller als gedacht!

Die Reise zu mir

Was könnte also einen Test ersetzen?
Für uns ist es die Reflexion!

Eine Reflexion, bei der ich mal ein besonderes Augenmerk auf meine Wahrnehmung werfe.
Darauf, wie mein Gehirn, mein Körper auf Reize reagiert.
Diese Auseinandersetzung kann in und mit mir selbst geschehen und selbstverständlich auch in der Reflexion mit anderen.
Ich darf mich also auf eine Reise zu mir selbst begeben.

Wie nehme ich die Welt wahr?
Was tut mir gut? Was fordert mich heraus?
Woraus ziehe ich Energie? Was leert meinen Akku?
Welche meiner Sinne sind besonders fein? Wo bin ich eher unempfindlich?
Welche Fragen stelle ich mir im Leben?
Worüber stolpere ich immer wieder und finde einfach keine Erklärung dazu, oder die Erklärung fühlt sich nicht richtig an?
Welche Verhaltensmuster erkenne ich in meinem Leben?
Was in meinem Leben ist gut strukturiert? Oder wo würde ich mir eine Struktur wünschen?
Was in meinem Leben ist sehr flexibel gestaltet? Mag ich das, oder ist es eher eine Belastung?
Was geht mir leicht von der Hand? Wofür habe ich immer eine innere Motivation?
Wie war es, wie war ich in meiner Kindheit? Was berichten meine Eltern darüber? Woran erinnere ich mich?
Wie gestalte und erlebe ich Freundschaften und Beziehungen?
Was melden mir andere zurück?

Welche Fragen kann ich mir noch stellen, um Klarheit darüber zu gewinnen, wie meine ganz persönliche Wahrnehmung ist?

Kann ich nun ein Bild zu mir entwerfen? Vielleicht ein neues Bild? Vielleicht eine Bestätigung?
Habe ich neue Erkenntnisse gewonnen? Oder vielleicht sind mir Dinge klarer geworden. Ich habe sie nur nie wirklich beachtet, nicht ernst genommen. Ich habe mir nicht erlaubt so zu sein, weil es eben nicht »normal« ist.

Kann ich nun mit diesen vielen Details ein Bild kreieren, mit welchem ich mich identifizieren kann?
Was in mir tickt wölfisch? Was bärig?
Ein Bild, das sich gut anfühlt.

Ein Bild, welches mich mit Stolz sagen lässt:
Ich bin ein Wolf!
Ich bin ein Bär! – Ein Grizzly – Ein Panda – Ein roter Panda!
Ich bin ein Wolfsbär!
Ich bin ein Bärenwolf!

Ich bin gut, wie ich bin!
Ich bin – einzigartig!

Nachwort

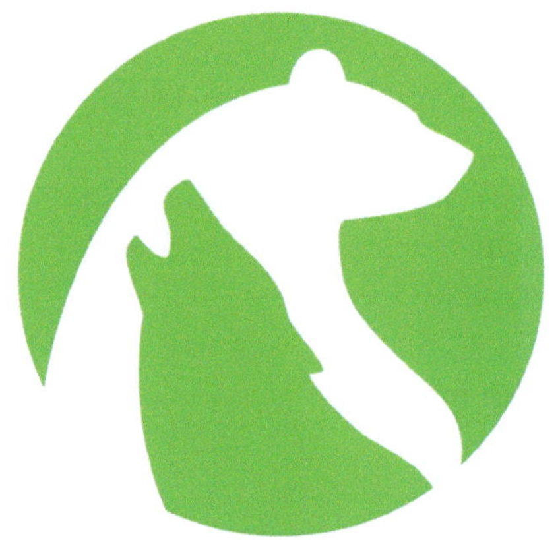

Einzigartigkeit!

Dies geht an alle Eltern, die spüren, dass ihre Kinder herausgefordert sind und leiden, denen aber kein Glaube oder Gehör geschenkt wird.
Dies geht auch an jene Eltern, die verzweifeln, weil ihre Kinder nicht so reagieren, wie es »normal« zu sein scheint. Und dies vermeintlich ohne triftigen oder ersichtlichen Grund.
Dies geht an: Alle Kinder, die so viel investieren, um gesehen, anerkannt, wertgeschätzt, geliebt oder zumindest toleriert zu werden und dennoch oft das Gegenteil erfahren.
Alle Erwachsenen, die sich im Leben gescheitert fühlen. Die ihr ganzes Leben einem »normal« hinterherjagen, das nur oberflächlich und gesellschaftlich definiert existiert.
Alle Menschen, die herausgefordert sind, die stolpern, verzweifeln, zerbrechen.
Alle mit und ohne Diagnose.
Alle Autisten, anerkannt oder nicht.
Alle Wölfe und Bären, die die Welt oft nicht mehr verstehen.

Werdet euch darüber klar, wer ihr seid. Wie nehmt ihr wahr? Wie reizoffen seid ihr? Was schützt euch? Was tut euch gut? Folgt euren Antworten und nicht den gesellschaftlichen Normen!

Aus einem einzigen Grund:
Ihr seid alle einzigartig!
Und Einzigartigkeit kann nicht kritisiert werden!
Ihr seid alle wunderbar und besonders!

Danke

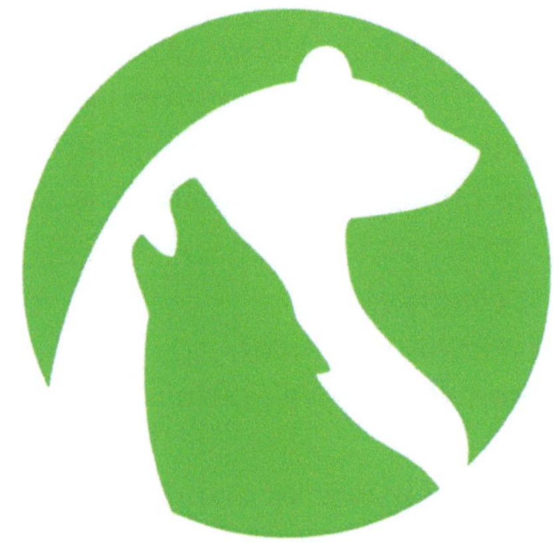

Wir sind so dankbar!

Dankbar für jede einzelne Familie, mit der wir arbeiten durften. Für das Vertrauen und die Offenheit. Unser reicher Erfahrungsschatz liegt darin begründet.
Vielen Dank an jene Familien, deren Geschichte wir hier etwas ausführlicher erzählen durften. Es ist so mutig, dies anderen zur Verfügung zu stellen.
Danke an alle Menschen, die uns ihre innere Welt nähergebracht haben.
Danke an alle, die uns unterstützt haben, dieses Buch zu schreiben. Die immer an uns geglaubt und uns motiviert haben.
Danke für die Unterstützung, unsere manchmal verrückten Ideen gestalterisch umzusetzen. Und danke für das Träumen von Wölfen und Bären.
Danke an unsere Freunde, die nicht gezweifelt haben, dass unser Projekt irgendwann doch noch fertig wird.
Danke an unsere Oma, ohne die sowieso nix liefe!
Danke an unsere Kinder! Ihr wart immer wieder so geduldig, wenn wir doch noch länger gebraucht haben, zu schreiben, bevor wir endlich eine Runde spielen konnten.

Danke an alle, die Wolf und Bär immer mehr mit Leben gefüllt haben.

Über die Autoren

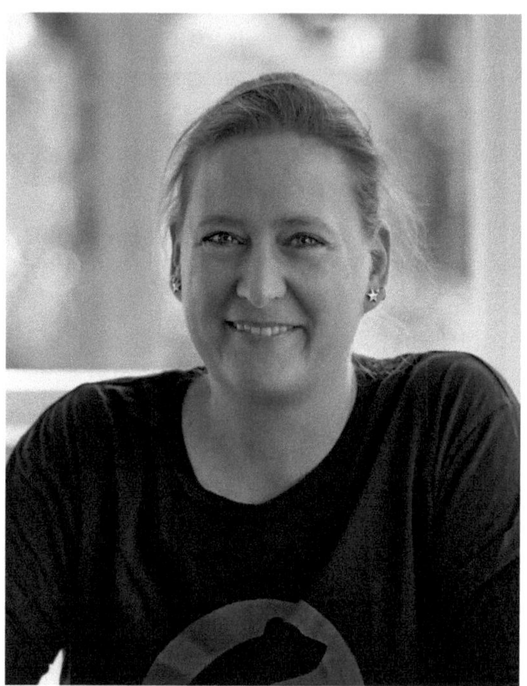

Verena Karl

geb. 1978, Dipl. Sozialarbeiterin, Systemische Therapeutin

Ich bin Mama von zwei wunderbaren Kindern und genieße mit meiner Familie das Landleben am Niederrhein. Reisen, Musik, Trödelmärkte gehören zum Beispiel zu meinen Leidenschaften. Ich bin manchmal etwas verrückt und gleichermaßen bodenständig. Schon hier zeigt sich für mich, wie Diversität in einem einzelnen Menschen vorhanden sein kann. Wie spannend wird es dann erst, wenn ich meine Mitmenschen betrachte?

Die Trennung meiner Eltern hat mir schon früh gezeigt, wie individuell Familienleben sein kann. Mit einhergehenden Herausforderungen, aber auch Chancen. Grundsätzlich hatten die Gedanken von Toleranz und Nächstenliebe einen hohen Stellenwert in meiner Familie. Das hat mich sehr geprägt. Die Unterschiedlichkeit von Menschen hat mich immer bereichert und fasziniert. Und auch der Mut, wie viele Menschen mit Dingen umgehen, obwohl sie vielleicht von anderen missachtet werden. Menschen, die eher am Rande sind, andere Kulturen, andere Lebensvorstellungen, andere Bilder haben immer mein Interesse geweckt und mich nicht geängstigt.

In mir wohnt eine kleine Miss Marple

Ich bin einfach neugierig auf Menschen. Warum ist die Welt für jemanden so und warum vertritt er das bzw. welche Konsequenzen hat das für denjenigen? Ich möchte immer verstehen, mit dem Wunsch zu akzeptieren, respektieren und im besten Falle zu verbinden. Dies war auch ein Antrieb für meinen Beruf. Als studierte Sozialarbeiterin mit Zusatzausbildung zur systemischen Familientherapeutin arbeite ich bisher hauptsächlich in der aufsuchenden Arbeit, um Familien in krisenhaften Situationen zu unterstützen und sie wieder in die Selbstwirksamkeit zu bringen.

Ich bin unendlich dankbar dafür, dass Menschen uns vertrauen, uns ihr Leben und ihre Geschichte anvertrauen. Ich lerne immer so viel über andere und gleichzeitig über mich! Was mich in Unruhe versetzt, ist nicht die Unterschiedlichkeit der Menschen, sondern das Verhindern von Unterschiedlichkeit. Dagegen gehe ich von ganzem Herzen an.

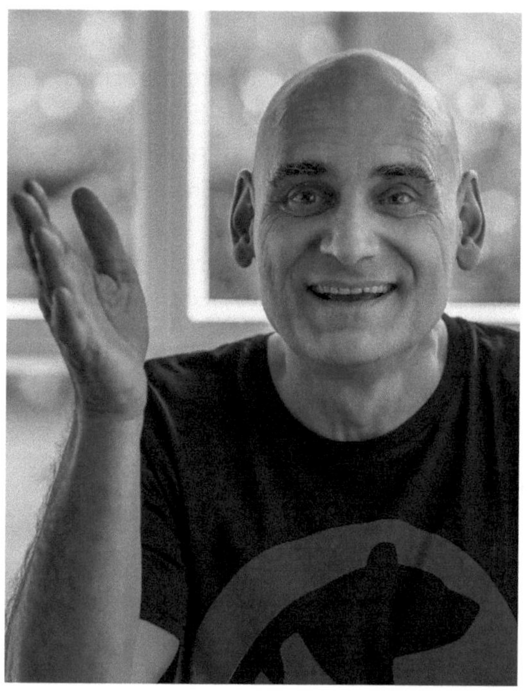

Eduard Sadžakov

geb. 1959, Dipl. Sozialpädagoge, Systemischer Therapeut

Aufgewachsen in Saarbrücken. Meine Wurzeln habe ich im Balkan: meine Mutter Kroatin, mein Vater Serbe. Ich habe noch zwei Brüder und bin Vater von drei Kindern. Seit 1982 lebe und arbeite ich mit meiner Familie in Nordrhein- Westfalen am schönen Niederrhein, nahe der holländischen Grenze.

Grenze ist eines meiner biografischen Schlüsselwörter: die Eltern aus einem anderen Kulturkreis, mit zwei Sprachen aufgewachsen. Direkt an der französischen Grenze gewohnt, als Kleinkind zweieinhalb Jahre in einer Pflegefamilie gelebt. Trennungs- und Scheidungskind ab dem elften Lebensjahr.

Das Leben hat mich zum Grenzexperten gemacht.

Früh habe ich erfahren, was das Eigene und was das Fremde bedeutet. Und dass das Fremde mir manchmal näher ist als das Eigene. Die Frage, wer ich bin und wo ich hingehöre, wer zu mir gehört und wer nicht, begleitet mich, seit ich denken kann. Vermutlich hat mich all das zu meiner beruflichen Orientierung als Systemischer Familientherapeut geführt. Mich mit Menschen auseinanderzusetzen, ihnen in Krisen zur Seite zu stehen, Verständnis zu entwickeln für ihre Grenzerfahrungen, ihnen Mut zu machen für ihre alltäglichen Herausforderungen, ist das, was ich kann und das, was mich erfüllt. Ich bin dankbar, dass ich nicht verlernt habe, zu lieben und zu vertrauen. Denn so kann ich diese Energie mit anderen Menschen teilen.

Im Jahr 2009 gründeten wir mit weiteren Kollegen das Netzwerk Zaunkönig. Im Duo als freiberufliche Systemische Familientherapeuten arbeiten wir im Rahmen der Jugendhilfe für Familien in Krisen. Darüber hinaus bieten wir Supervision, Coaching und Fortbildungen zum Thema »Sensible Wahrnehmung, Autismus, ADHS & Co« für Kitas, Schulen, Institutionen und Unternehmen an.

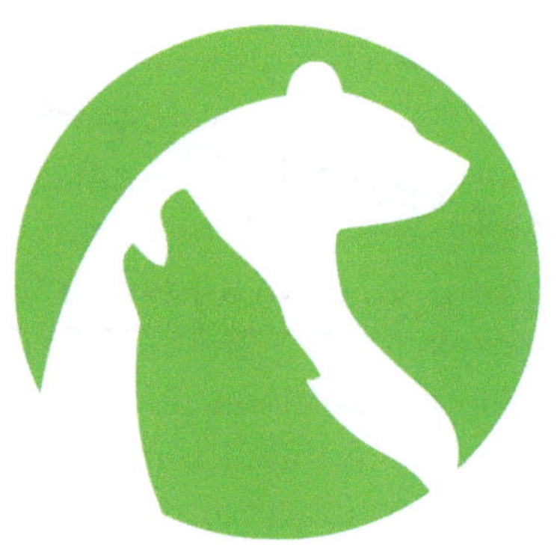

mehr zu den Autoren:
www.wolfundbaer.de